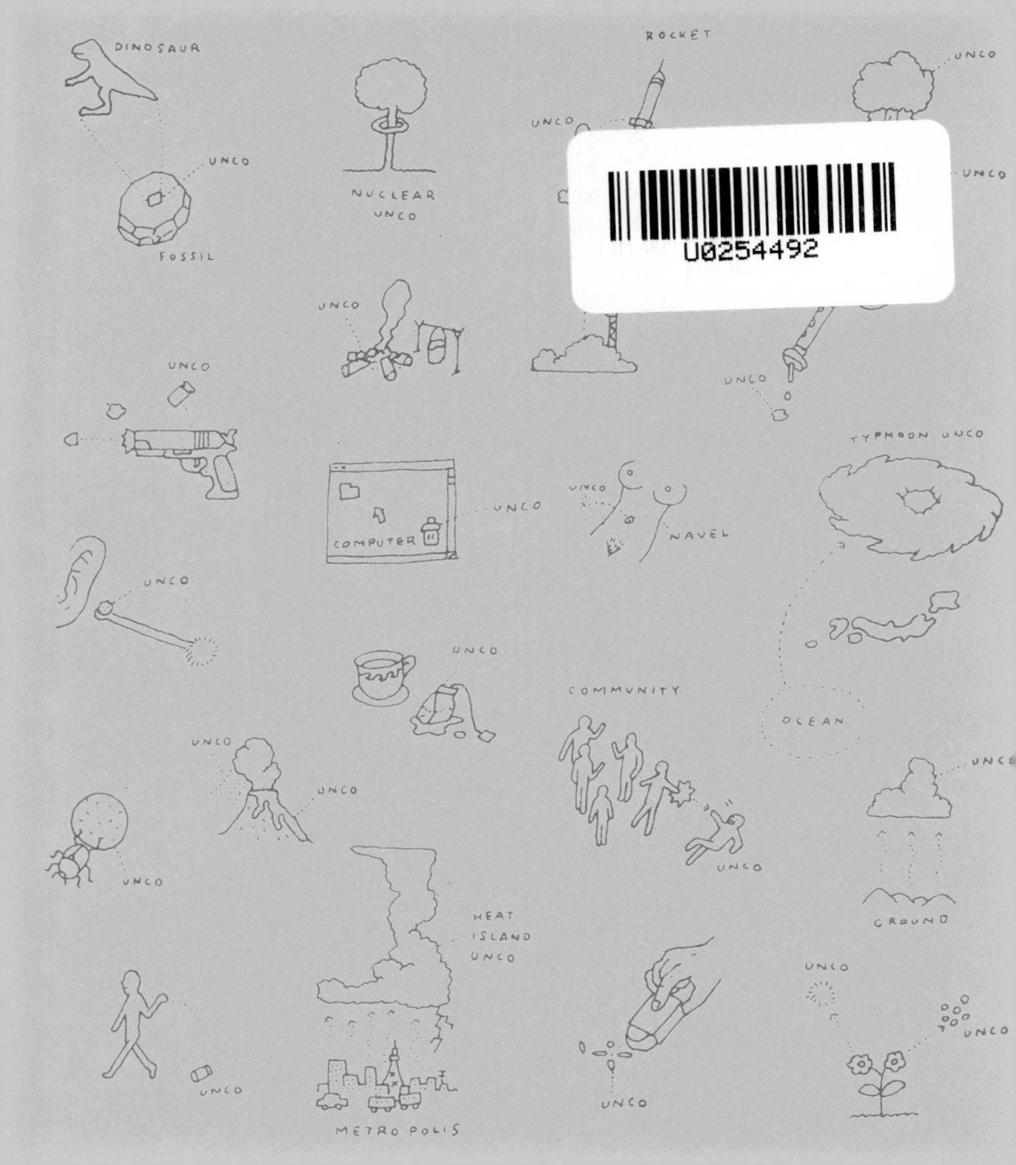

DINOSAUR
UNCO
FOSSIL
NUCLEAR
UNCO
ROCKET
UNCO
UNCO
UNCO
U0254492
UNCO
UNCO
UNCO
TYPHOON UNCO
UNCO
COMPUTER
UNCO
NAVEL
UNCO
UNCO
COMMUNITY
OCEAN
UNCO
UNCO
UNCO
UNCO
UNCO
GROUND
HEAT
ISLAND
UNCO
UNCO
UNCO
UNCO
UNCO
METRO POLIS

UNCOCORO

for NATURAL UNCO LIFE

迈向优质便便的
幸福生活

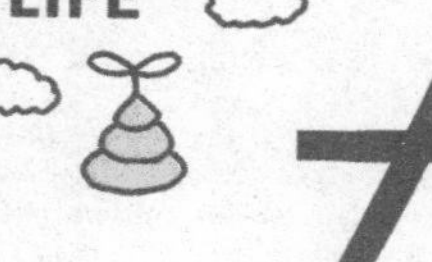

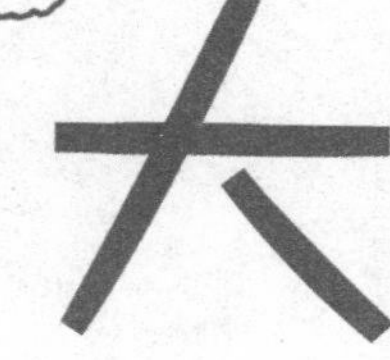

大便书

(纪念版)

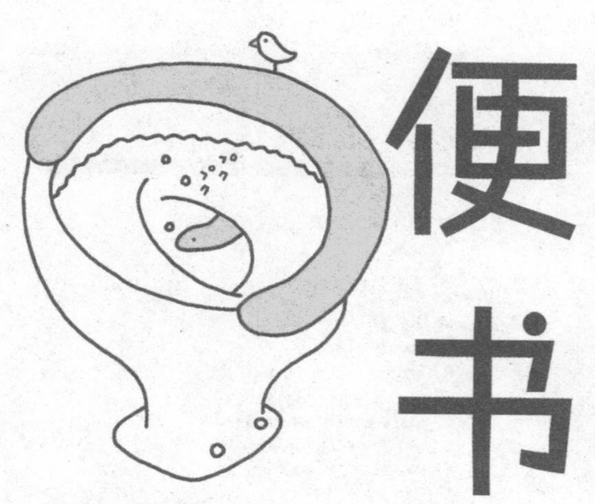

BUNPEI YORIFUJI
[日] 寄藤文平 著
KOICHIRO FUJITA
[日] 藤田纮一郎 著
吴锵煌 译

四川科学技术出版社

图书在版编目（CIP）数据

大便书（纪念版）/(日)藤田纮一郎,(日)寄藤文平著；吴锵煌译. — 成都：四川科学技术出版社, 2017.7（2021.3重印）
ISBN 978-7-5364-8600-3

Ⅰ. ①大… Ⅱ. ①藤… ②寄… ③吴… Ⅲ. ①消化系统疾病—普及读物 Ⅳ. ①R57-49

中国版本图书馆CIP数据核字(2017)第074654号

大便书（纪念版）

DABIANSHU（JINIANBAN）

著　者　(日)藤田纮一郎，(日)寄藤文平
译　者　吴锵煌

出品人　钱丹凝
责任编辑　梅　红
封面设计　烟　雨
责任出版　欧晓春
出版发行　四川科学技术出版社
成都市槐树街2号　邮政编码 610031
官方微博：http://e.weibo.com/sckjcbs
官方微信公众号：sckjcbs
传真：028-87734037
成品尺寸　140mm×160mm
印　张　4.8　字数100千
印　刷　河北京平诚乾印刷有限公司
版　次　2017年7月第1版
印　次　2021年3月第5次印刷
定　价　49.00元

ISBN 978-7-5364-8600-3

邮购：四川省成都市槐树街2号　邮政编码：610031
电话：028-87734035

【推荐序】

创意视觉·阅读健康

台湾国民健康局局长◎吴浚明

一直以来，便便都被视为日常生活中避之唯恐不及的污秽之物。我们从小就被灌输便便之中充满细菌：如厕后一定要洗净双手，否则会将细菌吃进口中等观念，于是人类发明冲水马桶，清道夫确实执行“扑灭便便”的重责大任，终于让便便渐渐从生活中消失，尤其素以“清洁”著称的日本，在21世纪的今天，已然成为一个光鲜整洁、鲜见便便的先进国家。上述这些观念固然有其可取与必要之处，然而，人类享受丰硕的科技成果与干净清洁的居住环境之余，或许也应该想想这样的进化是否有任何不妥？《大便书》——迈向优质便便的幸福生活，让我们停下一味“扑杀”便便的脚步，细细思考这个课题。

《大便书》光听书名就令人忍不住想一睹为快，虽为健康生活类丛书，讨论的主题又是令多数人“掩鼻而走”的便便，但作者舍弃由体内环保或美颜美容促进排泄健康之重要的铺陈方法，开门见山地以“大便”一词为题，毫不遮掩地向读者表明作者自身对“便便”这一对象的喜爱。书中囊括许多与便便相关的健康知识，加上作者寄藤文平天马行空的绘图，并间接穿插了日本著名“寄生虫博士”藤田纮一郎的独家专栏，形式新颖风趣，内容却又切中要点，在整体的阅读过程中，读者一次次领略意想不到的惊喜，令人不得不佩服《大便书》的创意构思与企划，以及书籍的冲突性与颠覆所带来的阅读乐趣。

便便呈现的状态与自身息息相关，从颜色、形状到气味，其实都透露了许多平日被我们忽略的身体警讯，跟着《大便书》里的专业解说，在日复一日的繁忙中维持身心健康，其实真的一点都不难。诚如书中提出的观点：便便是自身产生的东西，人类应与便便通力合作，如此才能维持大自然的完整循环，创造健康优质的地球生态。

阅读《大便书》仿佛轻松地翻阅一本漫画，读后却对自己的身体与健康的生活有了全新的认知，开始学着观察自己的便便，爱惜自己的身体，进而创造健康美丽的优质人生。书名虽为“大便”，却绝对无损于假日午后佐以悠闲与咖啡，逗趣的图文与浅显易懂的解说，更足以让此书成为百忙之中随时翻阅的健康手册。

健康畅快的图文书

台湾乳酸菌协会理事长◎蔡英杰

这是一本最奇特有趣，最合我心意的图文书，希望所有的孩童、所有父母、所有重视自然，关心健康的人，都能够仔细读，用心去体会作者的心。

这本书的英文书名是《UNCOCORO: for Natural Unco Life》。“UNCO”发音做“问口”，是便便的意思。副标题很清楚：追求自然的便便生活。主标题(UNCOCORO)就需要一番阐译。

“UNCO”是便便，“CORO”是“顷”，意思是“时候”，加上UNCO，就是“便便的时候”，意义不太明确。如果是“CORO–CORO”，则是滚动：能够滚动的便便，基本上，非常不健康。

所以，我喜欢把“UNCOCORO”阐译为“便便心”，UNCO是便便，COCORO是心，复合在一起是UNCO–CO–CORO，省掉一个CO，就是UNCOCORO，充满创意的新词。

越来越多的医学证据告诉我们，“老化由肠道开始”“肠癌、乳腺癌、心脏病、高血压、老年痴呆等重要成人疾病皆与肠道健康密切相关”，但是现代人却普遍忽视肠道健康，对便便嗤之以鼻。

为了了解台湾人的肠道健康状况，台湾乳酸菌协会（www.talab.crgtw）与阳明、师大、实践等合作调查二千余名各级学生及年轻女性的排便习惯，结果令人警惕。以小学生为例，有46% 肠道年龄老化，22% 每周排便三次以下，5.6% 为每周排便一次以下的严重便秘，相当于有十万小学生每周才嗯嗯一次。台湾人肠道健康恶化程度严重，也难怪肠癌等疾病罹患率快速攀升。

有鉴于此，台湾乳酸菌协会在 2005 年 8 月，推动“肠道健康宣传活动”，动员学者专家，运用媒体造势，宣传“肠道照顾好、百病不来找”“尊重便意、定时快便”“便便是健康的资料库”等重要概念，教导民众如何由观察便便，了解自己肠道健康状况，如何借由饮食及运动，预防便秘，增进肠道健康。

作者编写本书，与我们努力宣传肠道健康的出发点及用心，皆不谋而合，作者说：“能够再一次愉快地回忆便便的涵义，真是最大的幸福。”希望更多人更加重视肠道健康，更加亲近便便、重视便便、了解便便。我喜欢这本书，因为它传达重要的讯息。

让“方便”更方便

台湾社区／家庭医学医学会理事长◎谢瀛华

这本《大便书》以相当逗趣的图文方式，让不易解释的消化过程、大便形成让读者更易理解和记忆，适合大人小孩一起阅读。借由可爱俏皮的图画及故事，让读者去了解排泄的循环、过去对“它”的偏见、在地球上的应用、“好便便”与“坏便便”的监视准则等，借由此书将专业形容更为生动贴切，让“方便”更为方便，让“便便”一事不再难以启齿去讨论，实为难能可贵的好书。

事实上，人体最劳累的器官，可说是肠胃，肠道一旦开始老化，身体细胞也随着逐渐衰老。肠内细菌可分为三类，一是有利菌，二是有害菌，三是伺机菌，随着年纪的增长，有利菌将愈来愈少，有害菌愈来愈多，肠道就逐渐地老化，如果能保持肠内的有利菌不减少，将有害菌赶出，则健康地活出长寿，享有健康。举例而言，人在断奶后，婴儿体内有害菌逐渐壮大，但如果失去平衡，疾病就产生了。

由本书的图可领悟出有时吃多了肉类或是便秘的时候，

大便带有腐败的臭味，也是有害菌分解食物后的恶气。臭便中含有致癌的成分，以及加速老化的物质，因此应多加小心，想知道肠内菌的状态，或是肠老化的程度，可透过大便的颜色、味道、量、形状及硬度来衡量，如颜色：愈近黄色愈佳，愈深褐色肠愈老；气味：愈刺鼻的酸臭味、焦臭味、腐败味，愈代表肠子老化；形状：成条形，直径 2 ~ 3 厘米的大便形状是最正常的，软便或如兔子屎般颗粒的大便，代表肠子较老化；便量：每次的量以 2 ~ 3 条，100 ~ 300 克最适宜，太多太少都不好；硬度：大便约含 75% ~ 80% 的水分，排出无抵抗感或压迫感，如果干涩难排或一泻千里，均是肠内失调的现象。

总之，现代人常见的“便秘”，是指正常情况下，每天的食物经过消化、吸收以后，余存的废物变成大便排出体外，这是人体的正常代谢功能。如果粪便在肠腔内滞留过久，大量水分被肠壁吸收，致使粪便干燥，坚硬，不易解出，以超过两天以上未解则作为便秘之鉴定。所以，保持大便通畅，不但可长保肠胃、身心舒畅，并可达到抗老防癌的效果，多方面着手，可使大便畅通，请熟读本书详加应用，再多按摩腹部，排便不用力、不强忍便意、饮食定时定量，就能享有畅快生活。

UNCOCORO

for Natural UNCO LIFE

大便书

迈向优质便便

的幸福生活

CONTENTS

目 录

第一次

第一次触碰便便是小学三年级的时候。
还没来得及将长裤脱下，就已经大出来。
忍耐许久，心想就快到了，好不容易抵达厕所，但一走进去，
精神一松懈就忍不住大出来。
我直接用手揪住刚跑出来的便便。

比想象中黏滑

想象中以为和纸黏土一样的便便，如果要以某种东西形容，
我想说是湿肥皂会比较贴切，揪住的那一刹那，
从指缝间滑到睾丸后面，更糟的是摆弄之间，
便便从内裤滚出，顺着大腿内侧滑下，
再从长裤下摆掉到地上。
便便必须被温柔包围般的触摸。
这是我从便便学到的第一件事。

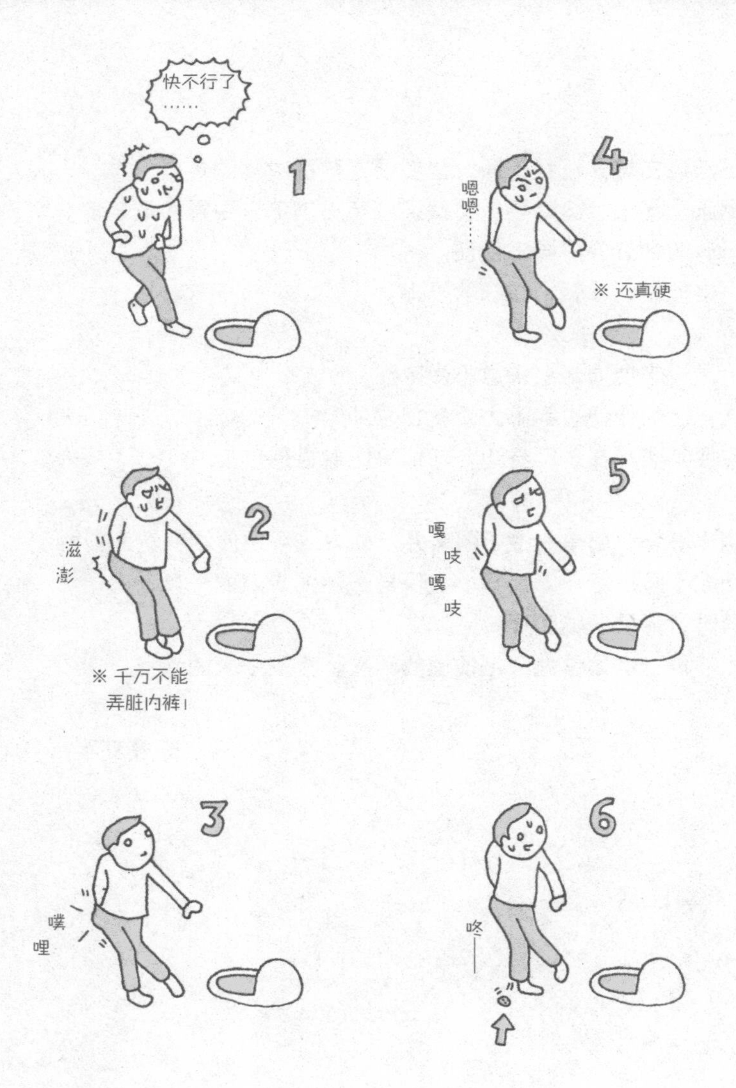
快不行了……
1
嗯嗯……
4
※ 还真硬
2
滋澎
※ 千万不能弄脏内裤！
5
嘎吱嘎吱
3
噗哩
6
咚——

虽然现在可能已经不同，但便便是孩提时候的英雄。
厕所、桌子、运动场、墙壁，以及布满冬日白雾的玻璃窗。
所有的地方都能画上便便。
也是便便让我领悟绘画的乐趣。

但是近来便便却愈来愈不受重视。
连自己的便便也都不太看就将它冲走。
便便其实就在自己身边，却似乎距离最遥远。

这本书将以简单易懂、图文并示的方式解说便便究竟为何物。
受教于藤田纮一郎老师，我惊异于便便带来的乐趣，
同时认真地归纳整理。
能够再一次愉快地回忆便便的涵义，真是最大的幸福。

寄藤文平

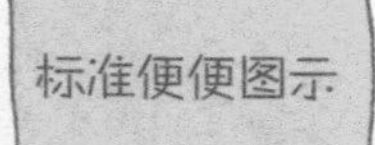

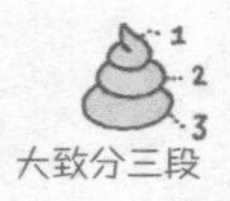

大致分三段

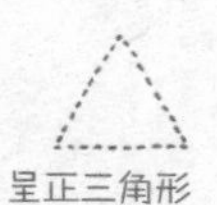

=

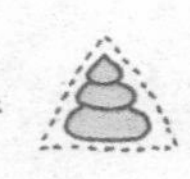

呈正三角形

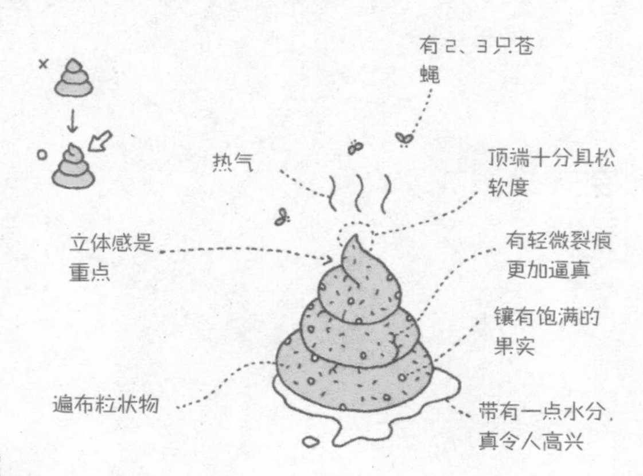

不好的便便

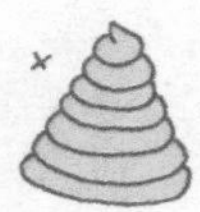

太多段

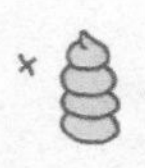

上下宽度相同

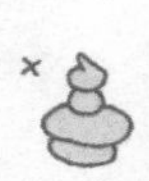

上下堆叠不平衡

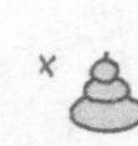

不像镜饼

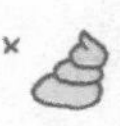

未对齐中心

应用篇

插上树枝

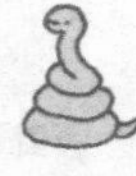

变成蛇

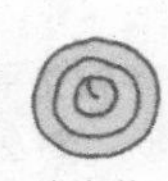

由上往下看

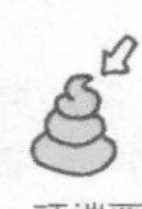

顶端要一气呵成

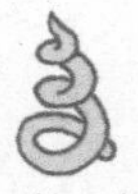

拉开来

插图　寄藤文平
书籍设计　寄藤文平　坂野达也

便 便
UNCO DATA
从数字看便便

每天，每个人都会进食。
没有人一天不吃东西。

吃进去的东西在身体里被消化，
变成便便排出体外，
一般来说要花上 10 ~ 12 小时。

早上进食，夜晚排泄。

比这个平均时间更频繁的排便，
或许就是饮食过剩造成的腹泻。
超过平均时间尚未排便，
就是所谓的便秘。

about 12hours

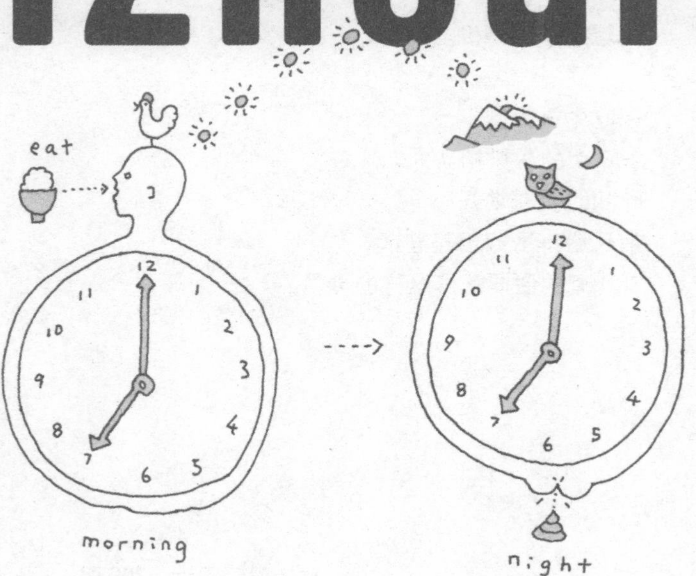

每天，每个人都要排便。
不排便就没有生气。
日本人一天排出的便便数量，
平均来说是 200 克。

比想象中来得少。

以吃牛排为例，
200 克的牛排相当大。
吃的时候非常开心，
消化后排出却相差甚远。
200 克的便便就是这样的分量。

1天 =200 克

about
200g

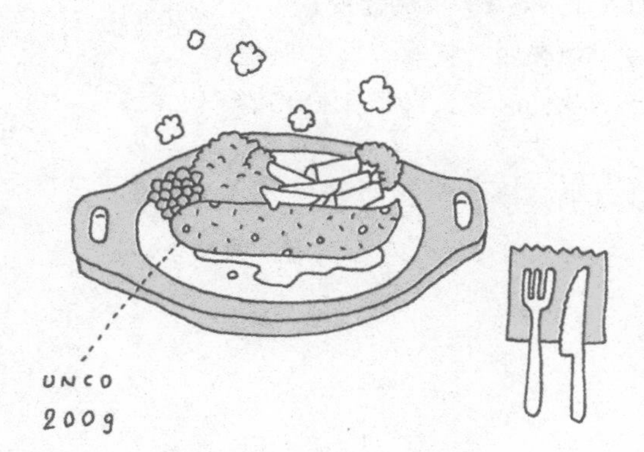

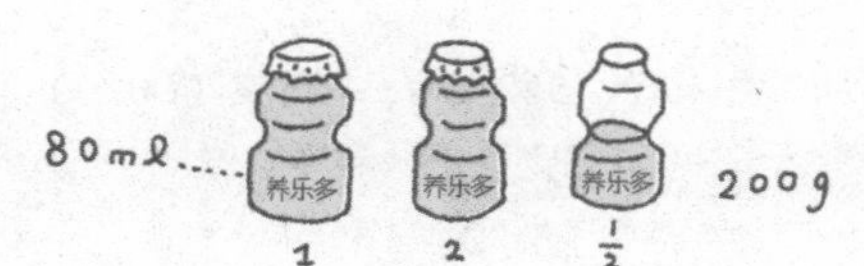

仅以日本总人口的状态来说，
日本人一天便便的数量，
大概有 25487 吨。

这样的数量可以算多，但说少也行得通。

如果将 25487 吨的便便，
弄得像叠席一样厚，
一块块叠起来，会有 15000 米那么高。

这样的数量，
大约可以在 20 天内填满霞关大楼。

200 克 ×127435000 人 = 25487000000 克 = 25487 吨

※ 日本总人口 127435000 人（日本政府 2002 年公布资料）
※ 霞关大楼体积约为 500000 立方米
※ 本书将便便的重量设定为与水相同（1 克 =1 立方厘米）

about

2547t

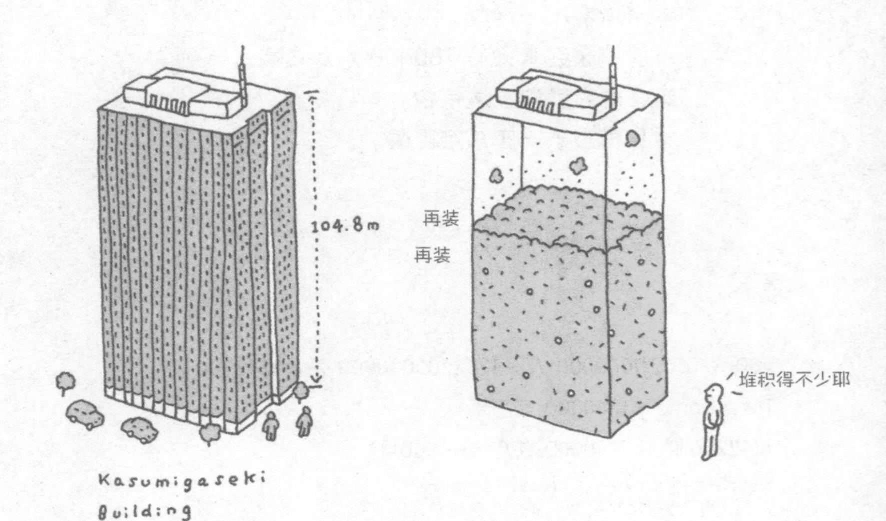

进一步大略估计全世界一天的便便总数，
竟然有 1242200 吨。

虽然不很清楚这数量究竟有多重，
但的确很惊人。

如果将 1242200 吨的便便，
弄得像叠席一样厚，
一块块叠起来会有 760000 米那么高。
这样的高度能直达宇宙。
并且相当于一座东京巨蛋。

200 克 × 6211000000 人 = 1242200000000 克 = 1242200 吨

TokyoDome = 1240000 立方米

1242200 吨 ÷ 1240000 立方米 = 1.00177

※ 世界总人口 6211000000 人（日本政府 2002 年公布资料）
※ 东京巨蛋体积为 1240000 立方米

about
1242200t

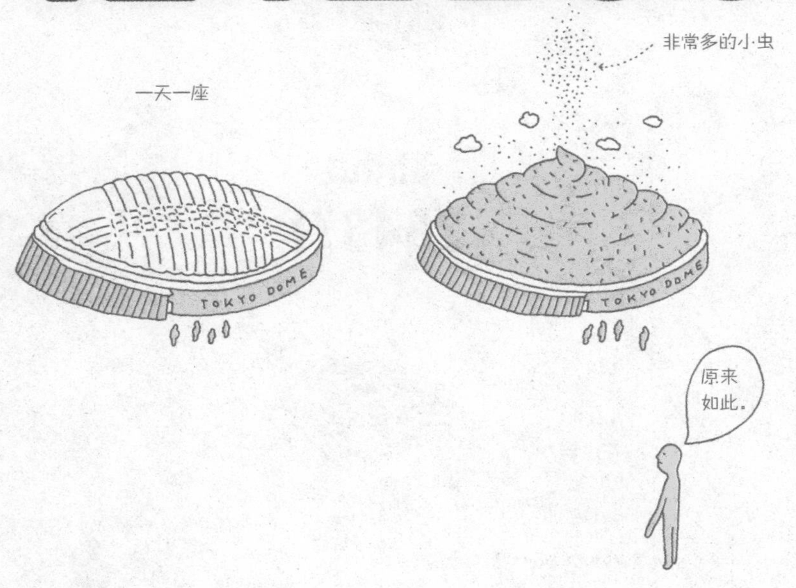

ONE DAY IN JAPAN

以各种方式来比喻
日本一天的便便总量

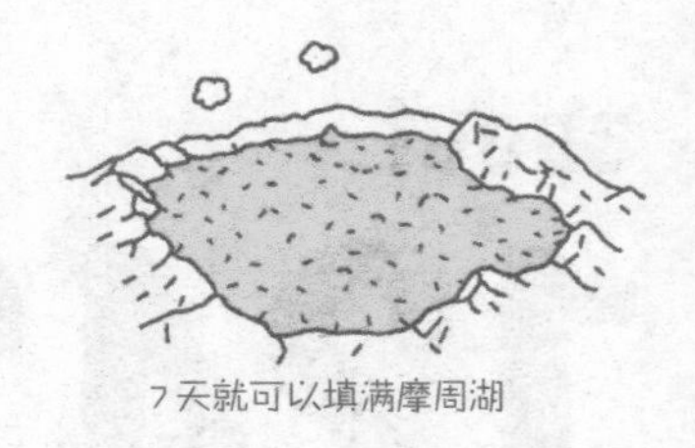

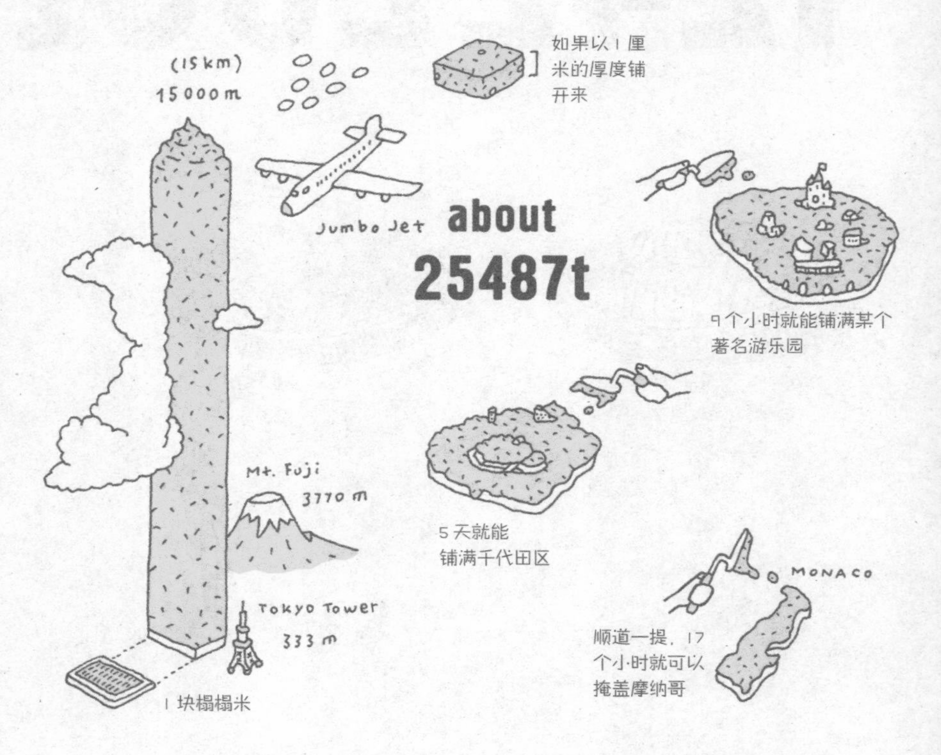

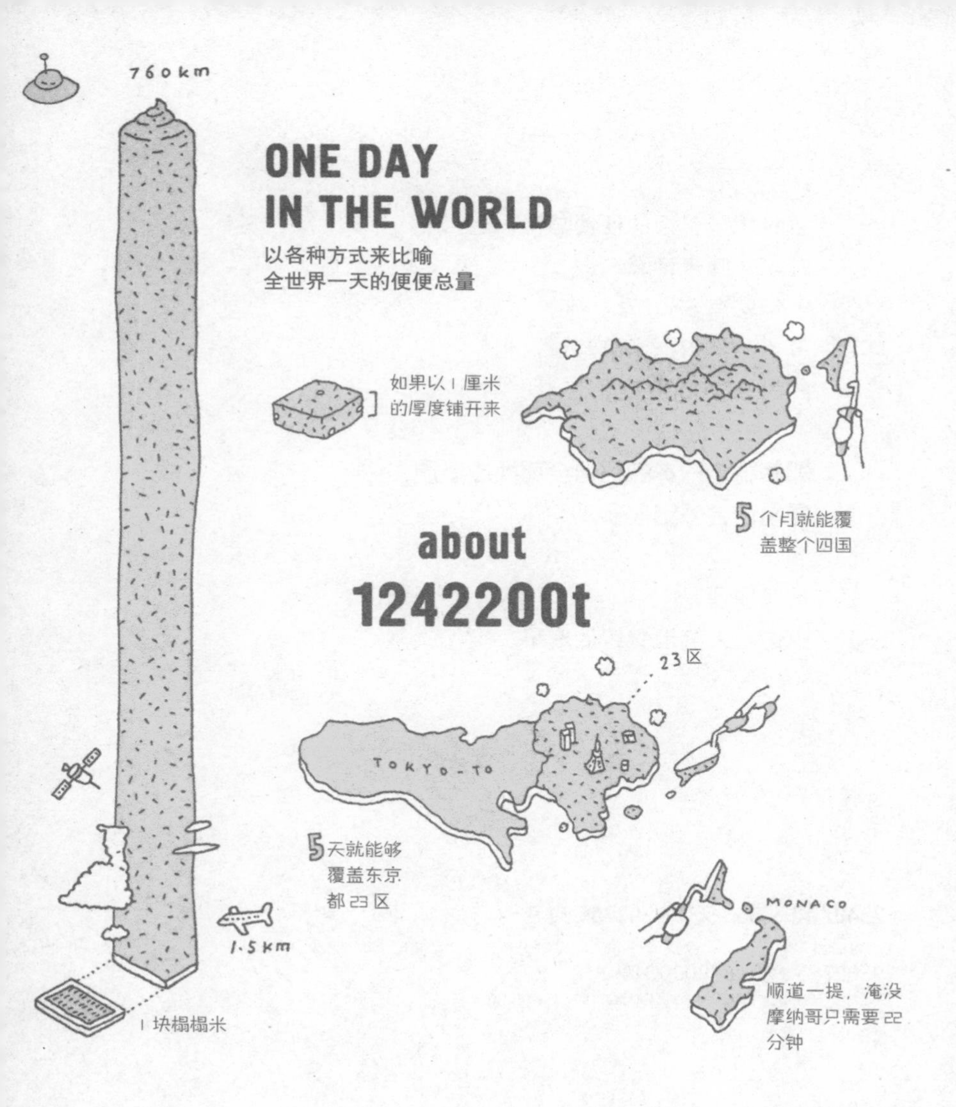
760km
ONE DAY
IN THE WORLD
以各种方式来比喻
全世界一天的便便总量
如果以1厘米
的厚度铺开来
5个月就能覆
盖整个四国
about
1242200t
23区
TOKYO-TO
5天就能够
覆盖东京
都23区
MONACO
顺道一提，淹没
摩纳哥只需要22
分钟
1.5km
1块榻榻米

以日本一整天的便便总量，
25487 吨来计算，
一年就有 9302755 吨。
日本一年的稻米总产量，
约为 8720000 吨，

即使将全日本的稻穗全部换成便便，
便便还会多出很多。

这些便便，
也是众人笑泪交织的成果。

25487 吨 × 365 天 = 9302755 吨

UNCO　　　　　　　RICE
9302755 吨 > 8720000 吨

※ 日本一年的稻米总产量是 872 万吨（日本政府 2004 年公布资料）

about

930275**5t**

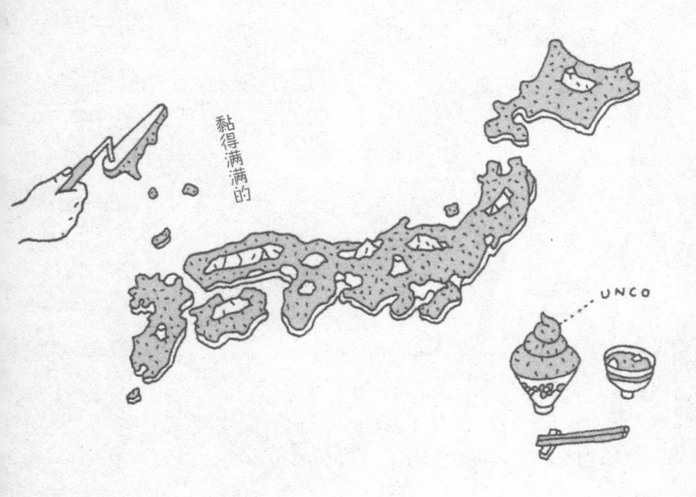

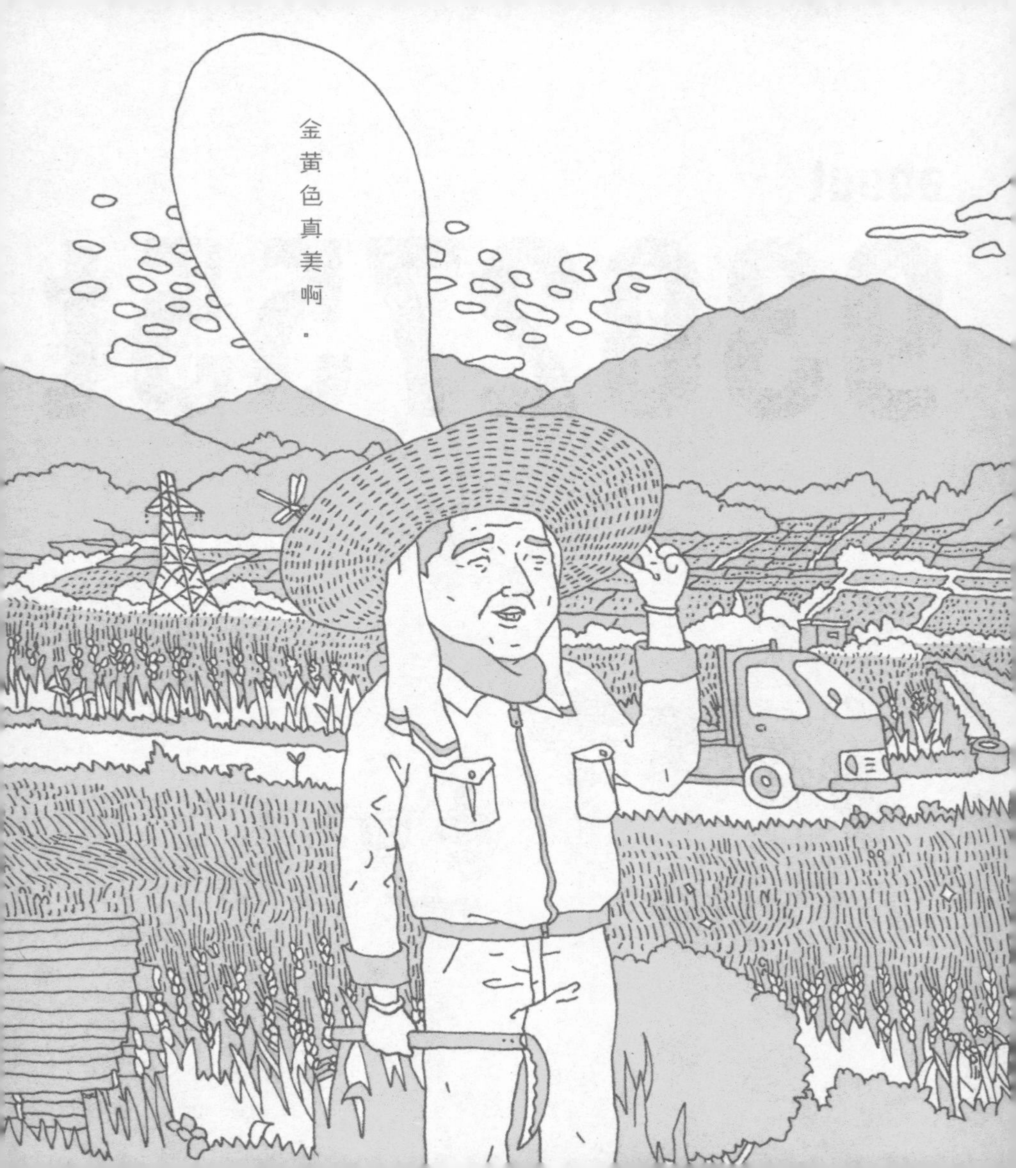
金黄色真美啊。

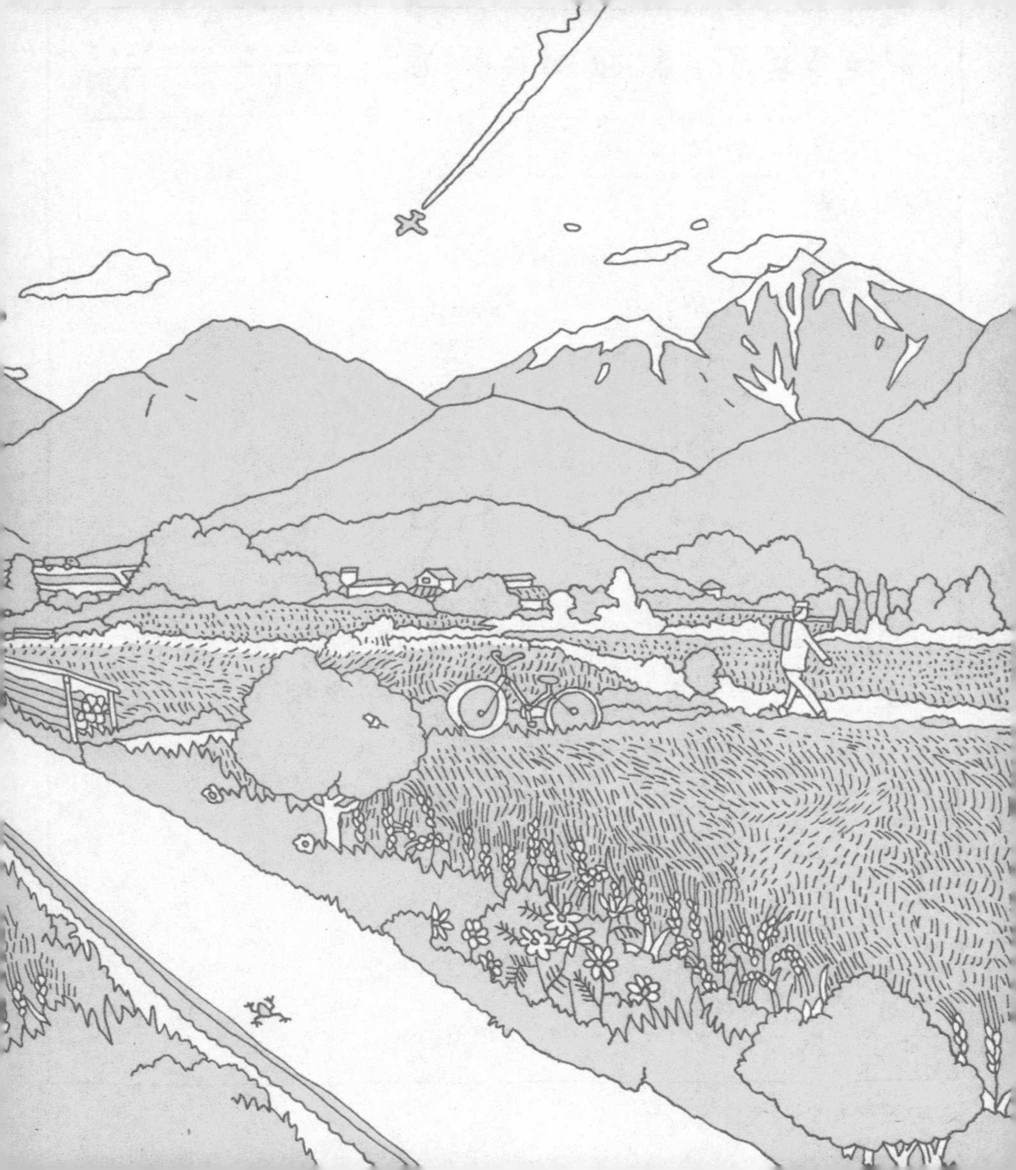

POSES of UNCO 1

UNCO KNOWLEDGE

便便大学问 1

排便的姿势

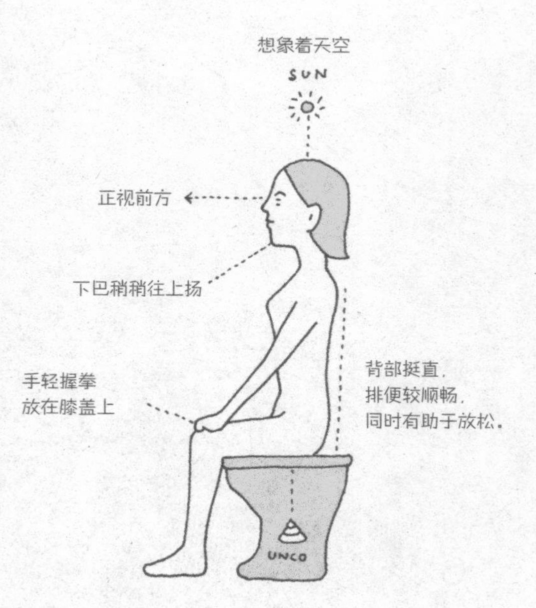

便 便
UNCO CYCLE

便便循环

VARIOUS UNCO OF ANIMAL

生物的便便

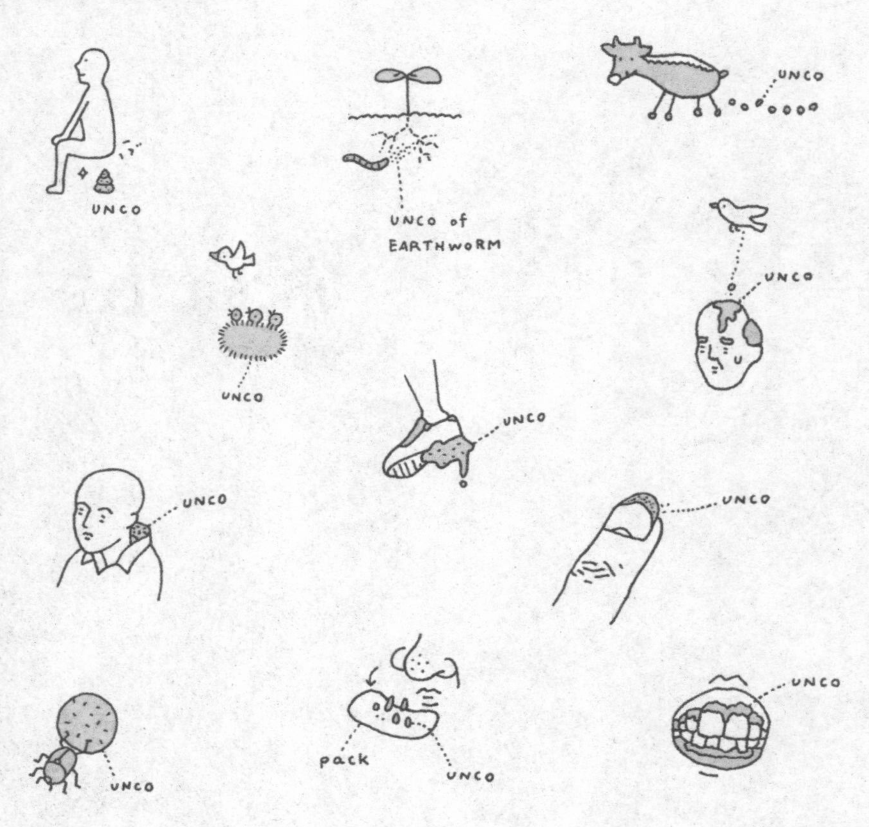

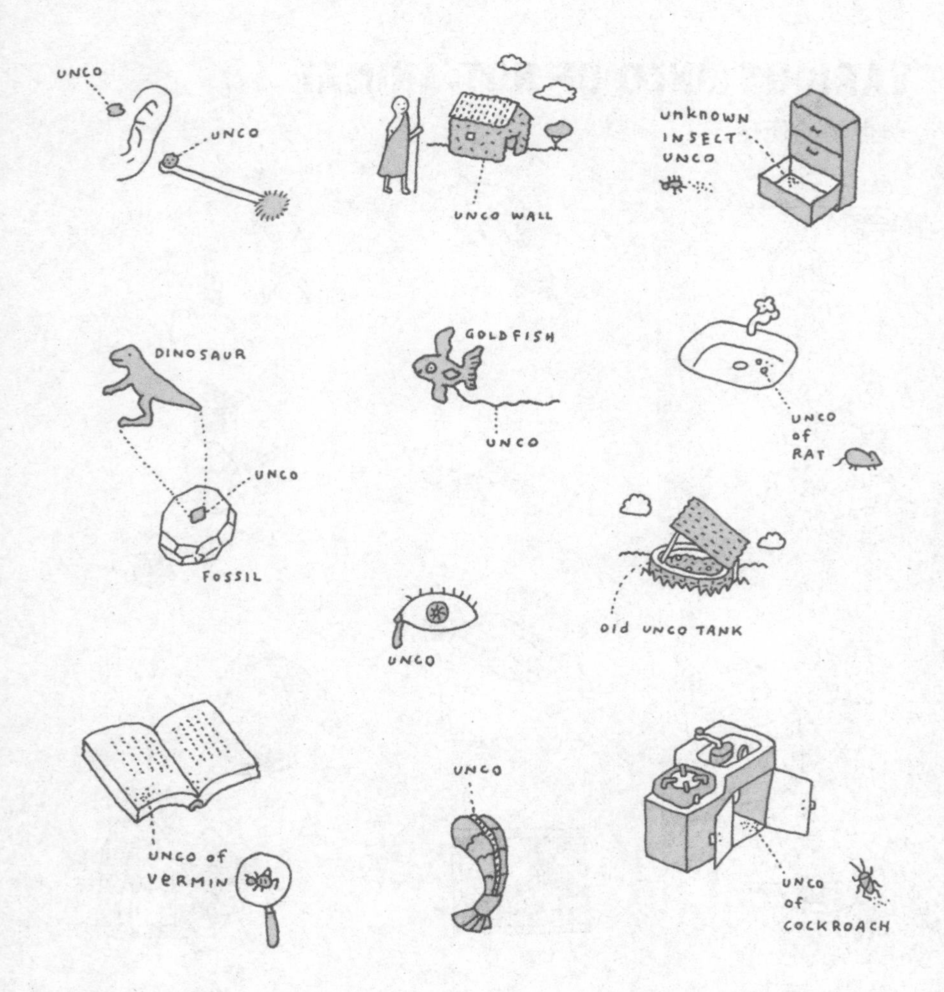
UNCO
UNCO
UNCO WALL
unknown
INSECT
UNCO
DINOSAUR
GOLDFISH
UNCO
UNCO
of
RAT
UNCO
FOSSIL
old UNCO TANK
UNCO
UNCO
UNCO of
vermin
UNCO
of
COCKROACH

VARIOUS UNCO OF NOT ANIMAL

非生物的便便

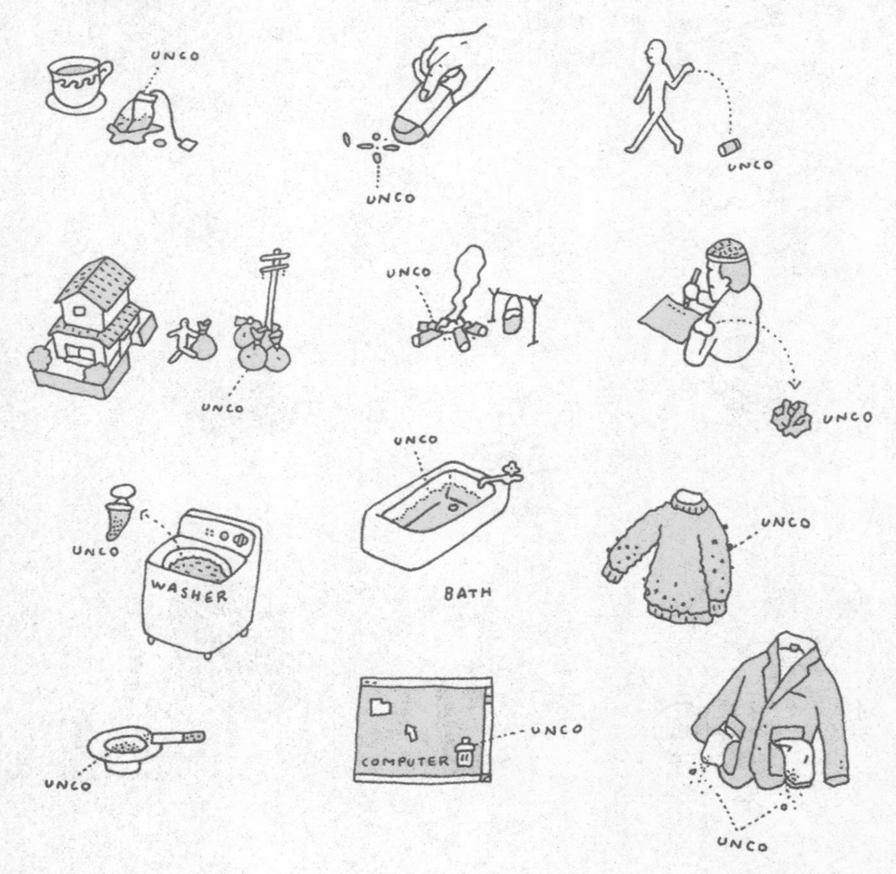

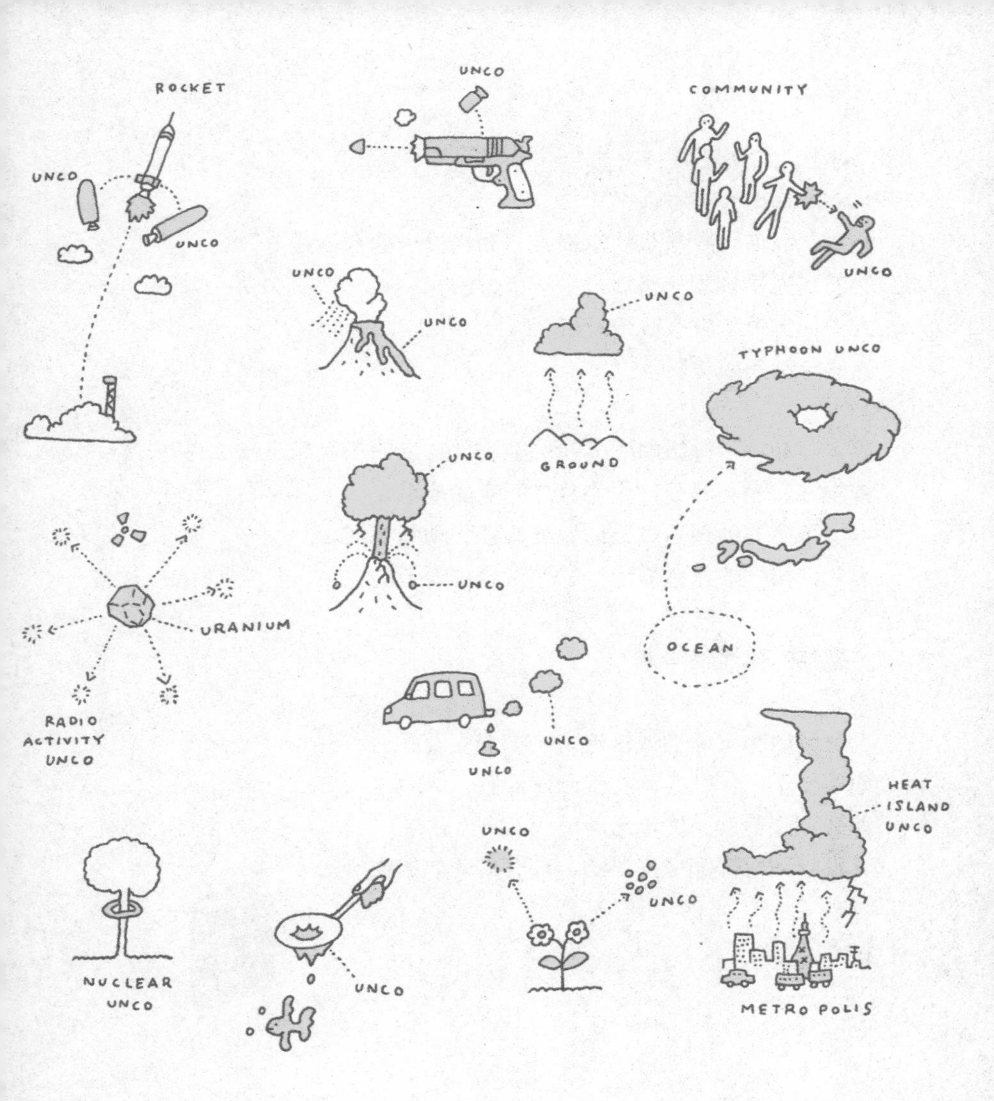
ROCKET
UNCO
UNCO
UNCO
COMMUNITY
UNCO
UNCO
UNCO
UNCO
UNCO
TYPHOON UNCO
GROUND
UNCO
UNCO
URANIUM
RADIO ACTIVITY UNCO
OCEAN
UNCO
UNCO
HEAT ISLAND UNCO
UNCO
UNCO
NUCLEAR UNCO
UNCO
METRO POLIS

（UNCO）究竟是什么意思呢？
日文辞典中并没有这个字辞。
改查“粪便”有简单的解释，“动物排出的食物残渣”。
然而，光是日本一整年，
人们的排泄物就有 9302755 吨，
这些全都是残渣吗？

除了“动物”排出的残渣，“植物”排出的东西又是什么呢？
植物吸取光和养分，作为身体所需的能量，
再将不必要的东西排出体外。原理和动物相同。
因此其实“植物会排便”的理论也说得通。

“植物的排泄物 = 氧”

人类和动物可说是依赖植物的排泄物而活。
如果少了“氧气”动物就无法生存，
那么“残渣”消失也无所谓吗？
真没想到同样都是排泄物，却有如此大的差异。

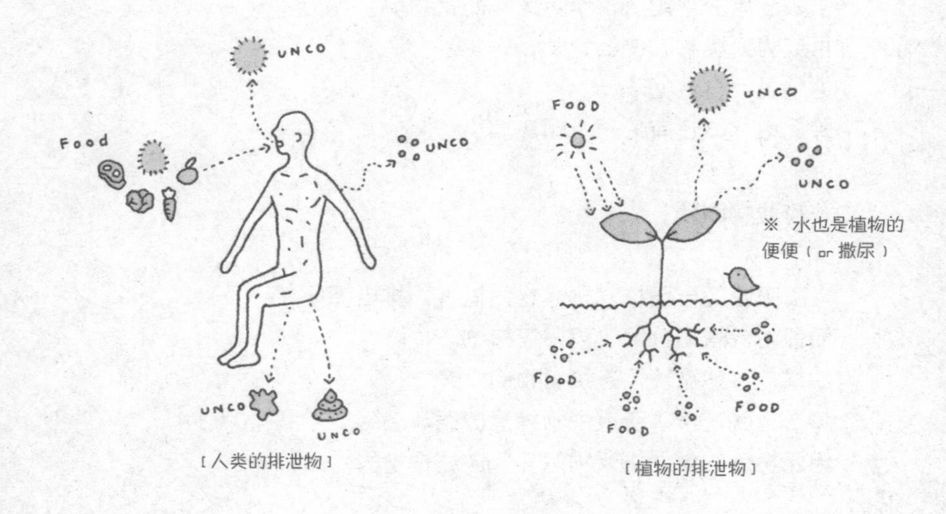

[人类的排泄物]

[植物的排泄物]

Food UNCO

body

※ 将身体排出的废物全部视为排泄物的图示。

人类和动物进食、存活，一旦死亡微生物便将其分解。
于是土壤变得肥沃，培育美味的食物，
再成为人类和动物的食物。
这就是“自然循环”。
除此之外，还有另一个循环。

“排泄物循环”。

人类吸收相当于植物排泄物的氧气，排出便便，
便便由微生物分解，再归还植物。
如果“自然循环”连接食物的生产，
那么也就连接了所有生物排泄的循环。
因此将之称为“排泄物循环”应该很恰当。

“自然循环”与“排泄物循环”，
双方相互支持，使“地球循环”持续运转。
这样一想，便觉得动物的排泄物不是“残渣”，
而是更为重要的东西。

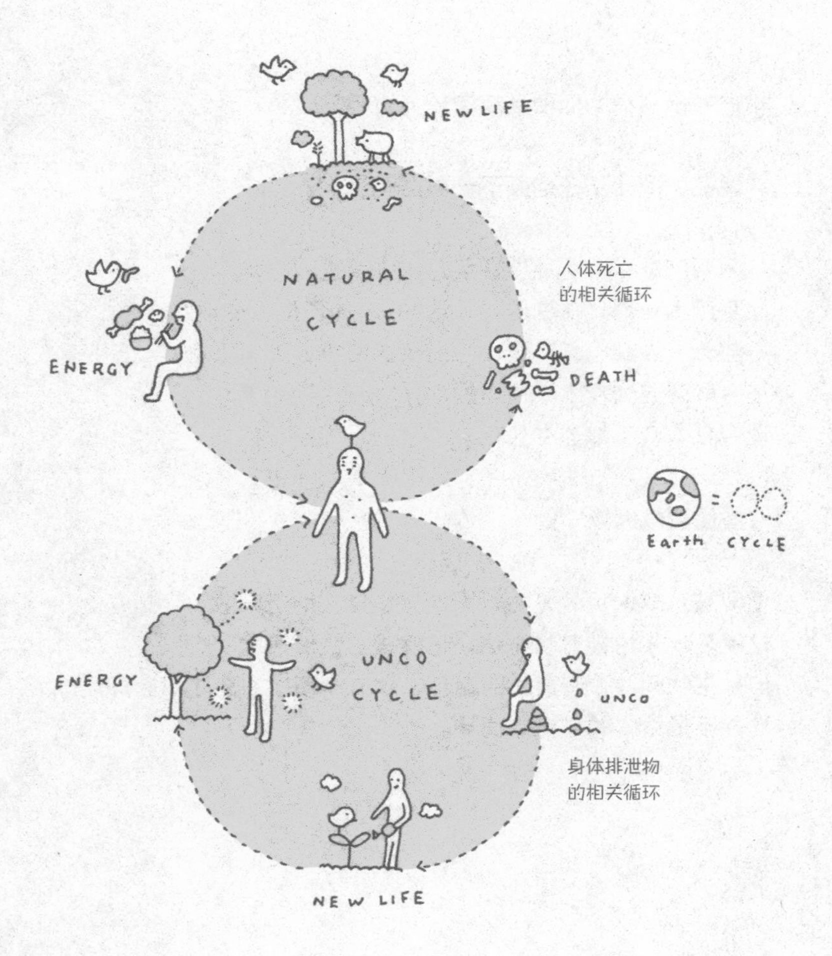
NEWLIFE
NATURAL CYCLE
人体死亡
的相关循环
ENERGY
DEATH
Earth = CYCLE
UNCO CYCLE
ENERGY
UNCO
身体排泄物
的相关循环
NEW LIFE

排进冲水马桶的便便到底流向何方呢?

“现在，便便正在地面下一层层回绕”。

从厕所流进水里的便便会经过排水管进入净水厂，
接受污水处理。在这里，大约 80% 的便便会变成水，
一部分流入海里，其余作为街头的喷泉或工厂用水，
还有些回归为冲水马桶里的水。
现今日本几乎都这么处理。

“便便变成废物”。

便便被当成无用的废物，丢弃、冲掉、烟消云散。
这就是现代的排泄物循环，也就是“便便回路”。
但是生物间并没有真正的循环，仅有“便便回路”不断环绕。
这并不是原本的排泄物循环。

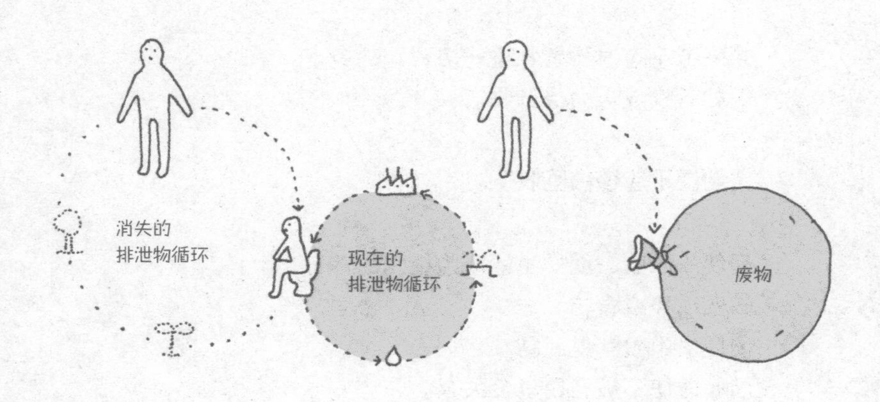

便便与废物

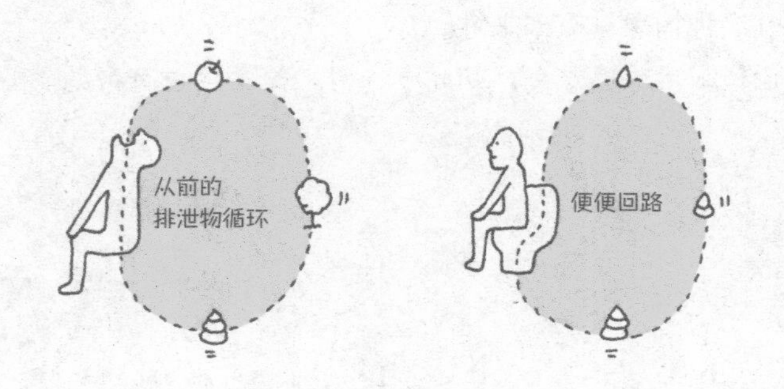

未来似乎可对排泄物进行多样化研究。
例如转换成电力或药物。

“便便不应该被回收”。

即使不回收，便便也能成为植物的养分，
转变成氧或食物。
便便的原貌就是成品。
因此即使不被利用也没关系。

虽然制造对人类生活有益的便便是很前卫的想法，
但还是应该将便便回归原本的自然循环。
这种构想具有未来性。
将眼光放远一点，如此一来对人类生活也有帮助。

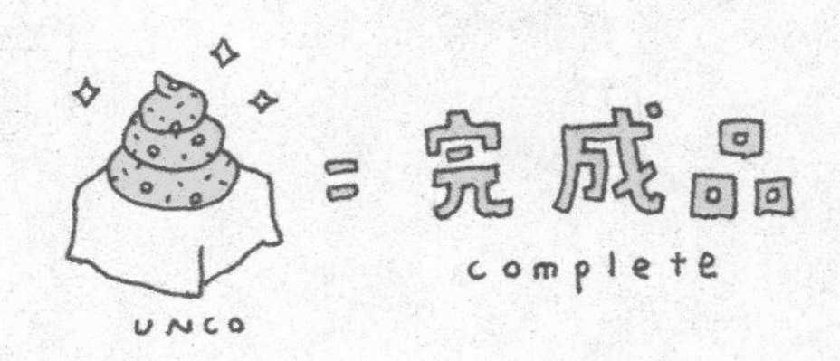

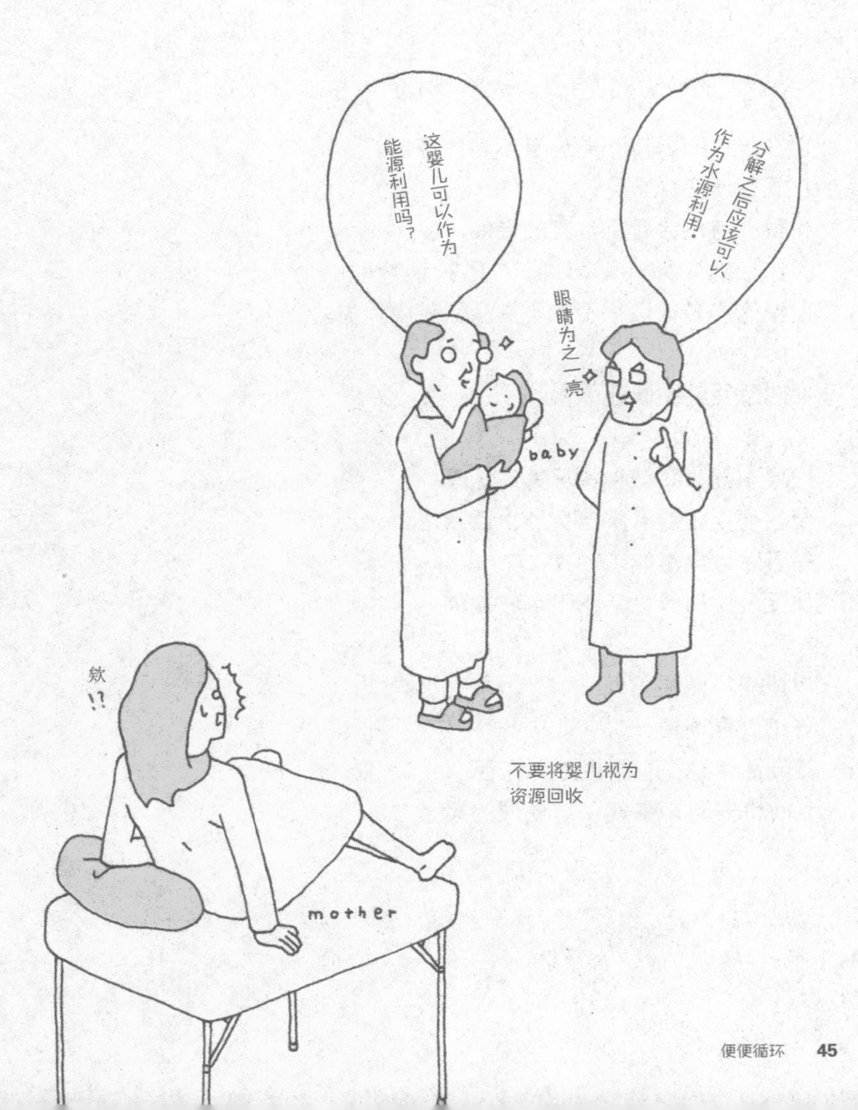
分解之后应该可以
作为水源利用。
这婴儿可以作为
能源利用吗？
眼睛为之一亮
baby
欸
!?
mother
不要将婴儿视为
资源回收

现在走在街上几乎完全看不到便便。
日式厕所变得罕见，
也很少有机会看见自己的便便。
工作空当很快排出来，啪一下冲走。
便便这个名词似乎不知不觉从脑袋中消失。

“以感受将便便还原”。

便便与健康和精神状况关系深厚。
观察便便就能了解自身的生活状态，
是否贴近自然。
便便是丰裕的生活所不可或缺的。

以感受将便便还原。
仔细观察便便，
重新思考这是自身制造的东西。
这也许是目前最能了解便便的重要方法。

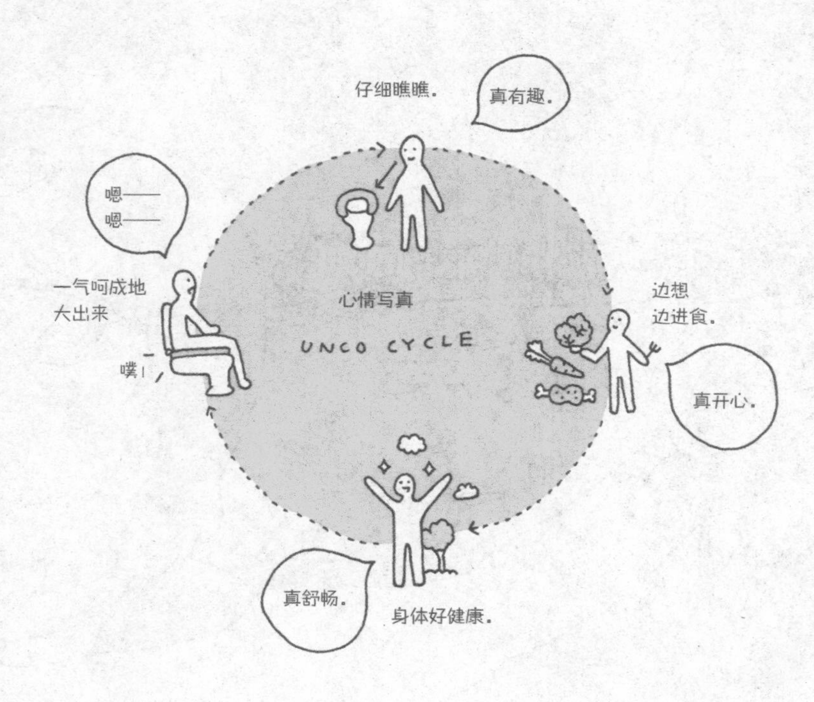

仔细瞧瞧.
真有趣.
心情写真
嗯——
嗯——
一气呵成地
大出来
噗!
UNCO CYCLE
边想
边进食.
真开心.
真舒畅.
身体好健康.

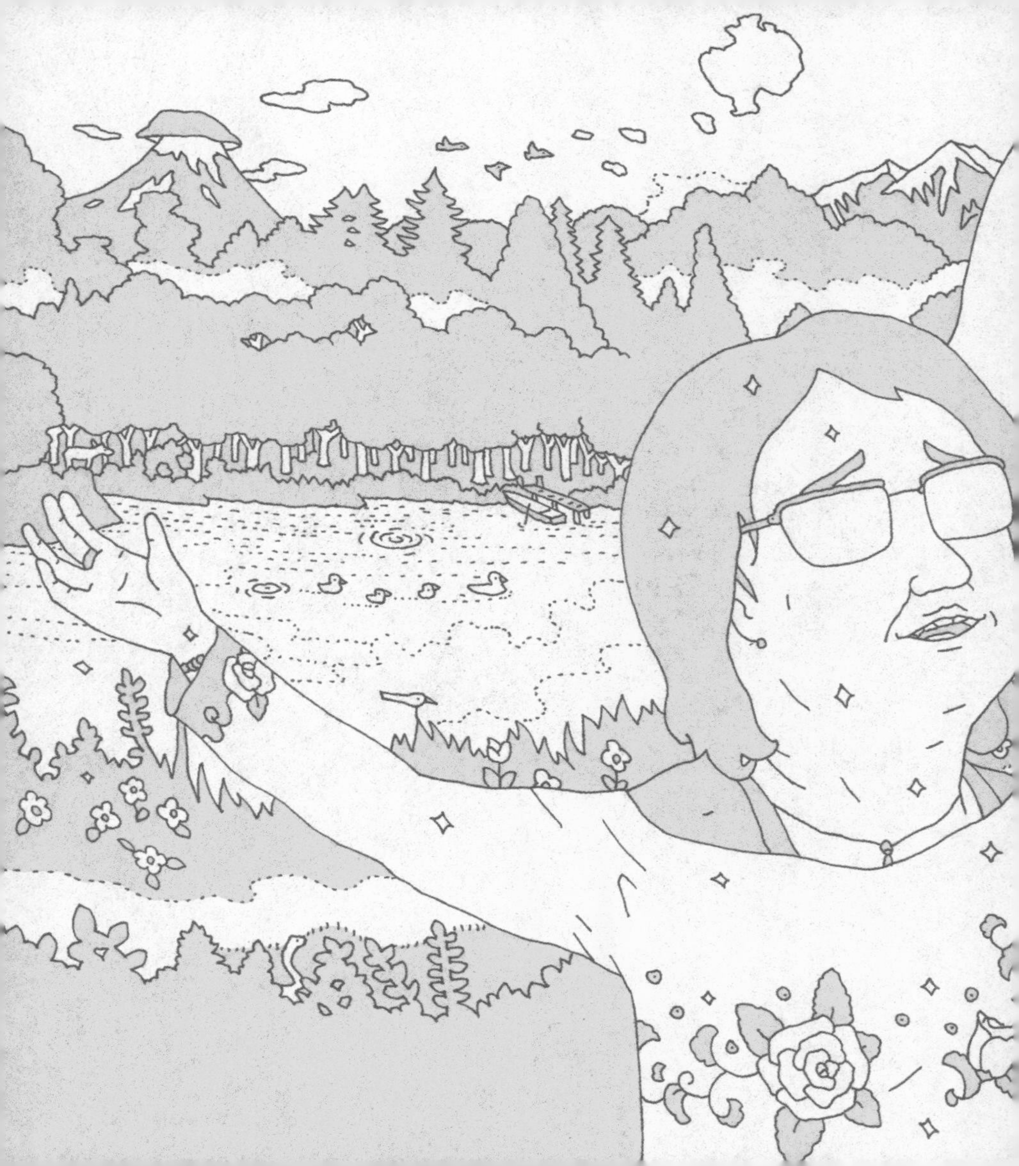

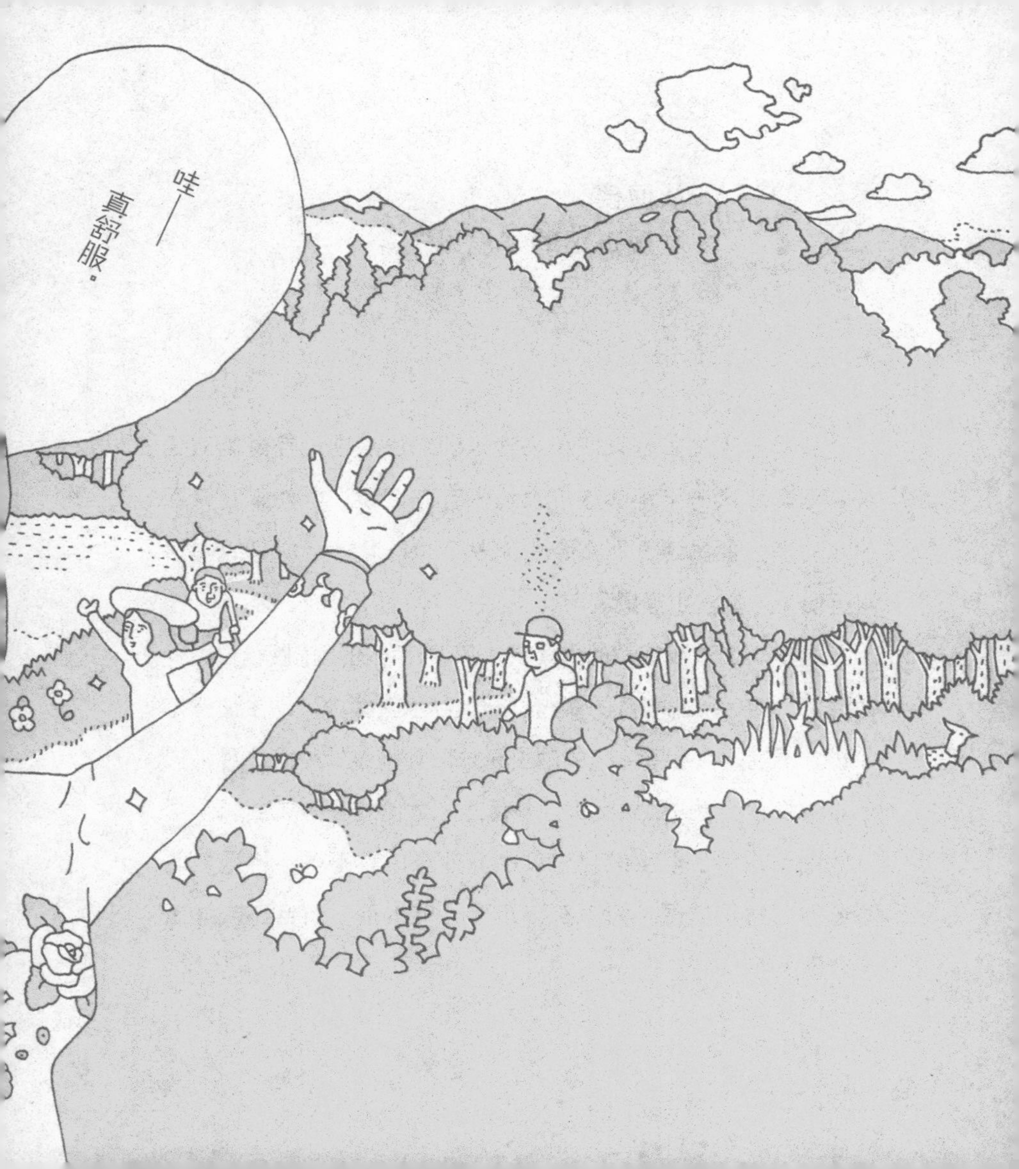
哇——
真舒服。

从便便
发现真正的“偏见”

我肚子里住着一只叫小马沙米的绦虫。这已经是第五代了。小马沙米一天能够产下大约一百万个卵。但如果我只在冲水马桶排便的话，那么绦虫卵一个也孵化不了。只有在河川排便，才能使虫卵顺利孵化。

神田川流过我任教的大学前，只要在神田川排便，虫卵就会孵化，然后游入水蚤的体内。一进到水蚤体内，幼虫便开始成长。不过，在水蚤体内的幼虫无法顺利地继续生长，小马沙米的幼虫必须住进鲑鱼之类的鱼体里，才能成长为成虫。

因此，为了至少孵化一只小马沙米，我不得不特地到北海道的石狩川排便。因为石狩川不但有水蚤，而且还有鲑鱼群会溯溪而上。

现代人创造了各式各样的“文明”。虽然今日在方便舒适的冲水马桶排便，似乎非常理所当然，但是人类普遍使用冲水马桶，却造成绦虫的灭绝。

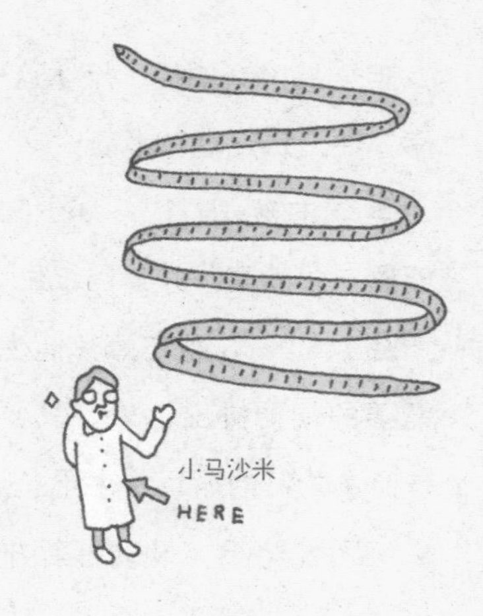

借着在河川排便，其实能够创造出许多不同的生物。

然而，我们打从何时开始认为便便是肮脏的东西？我们将便便视为肮脏污秽的废物，并将其从社会表面隐藏起来。

但如果没有便便、尸体这些所谓的“不洁物”存在，“新生命”便无法在地球上诞生。

地球生物众多，各种生物经由弱肉强食的“食物链”交替能量与营养素，并赖以维生。

生物们一方面吃掉其他生物换取营养，一方面也将身体不需要的便便排出体外。只要寿命结束，就会自然死亡，如此依照食物链的循环生生不息。

细菌能将尸体及便便等排泄物分解，然后将生物中的蛋

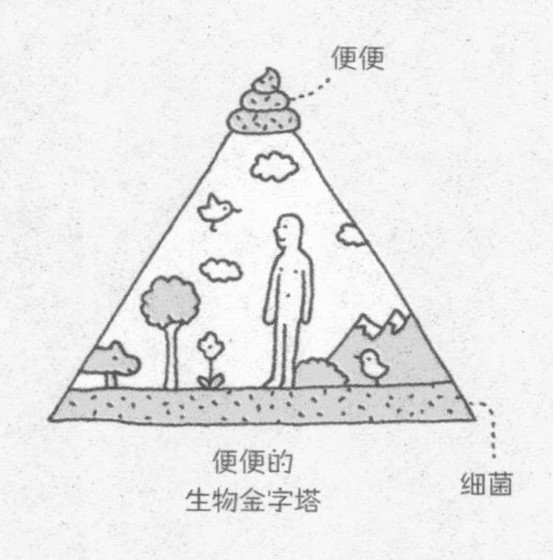

便便的
生物金字塔

白质或脂肪核酸等有机物分解成无机物。

这些无机物以土壤或岩石的形式堆积在河川或大海中，慢慢累积，经过漫长时间，再度被植物转变成有机物，这就是植物的重责大任。

植物利用“氮的同化作用”与“光合作用”两种方式，将无机物转换成有机物，并以阳光为能量，从无机物中制造糖类与氨基酸，也就是新生命诞生所需的原料。

换句话说，便便、尸体、细菌等所谓的“不洁物”为了维护地球生态，而担任重要职务。因此，现代社会消除便便等“不洁物”，其实是断绝了“生命循环”。

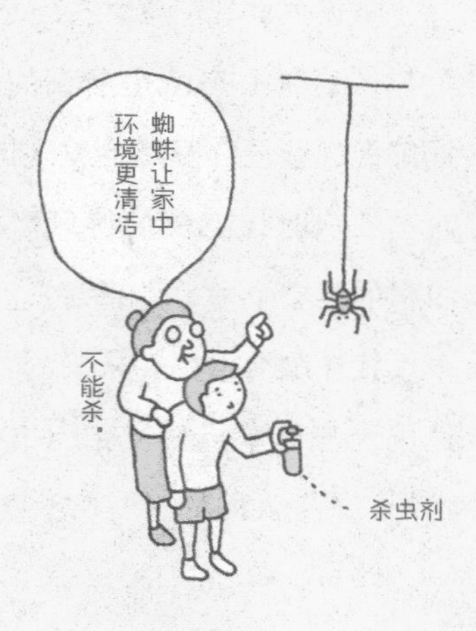

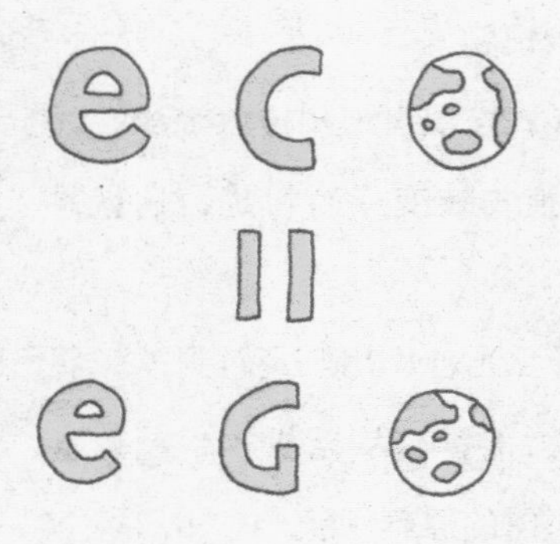

我们所处的社会不知不觉变得只肯定外貌，就连教育小孩子的时候，也避免提及那些我们认为的所谓“不洁物”或“残酷的事”。大人们经常主张“萤火虫很漂亮，所以要好好保存它们的幸存区域”，但绝不会在日常生活的教育中谈到绦虫。

不仅如此，人们也已经习惯一见到蟑螂，就立即将它杀死。我想，这种心态就是所谓的“偏见”。没想到观察平日被我们忽视的便便，竟然会呈现出“偏见”的真正面貌。

江户时代完美的循环型社会基础是丰足的农村，而支撑农村的重要物质，即是江户时代人们的“便便”。

我在脑海中描绘未来的“偏见社会”：市区高楼林立，高速巴士与电车纵横交错。市中心有一条刻意保持自然风貌的河川，未来人们将在河川上便便，偶尔还有些鱼儿会浮上水面，撞上排便者的屁屁。

此外，河川两岸将种满花圃，各式花种颜色繁多，花团锦簇地绽放，其中还有促进排便的品种。

小鸟也为了便便聚集在这儿。种类繁多的鸟儿聚在一起，忙碌地便便。这些便便成为花儿不可或缺的重要肥料，让花圃开得更加灿烂。

USAGE of UNCO

UNCO KNOWLEDGE

便便大学问 2

便便的各种用途

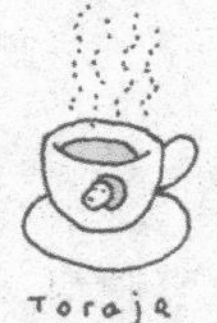

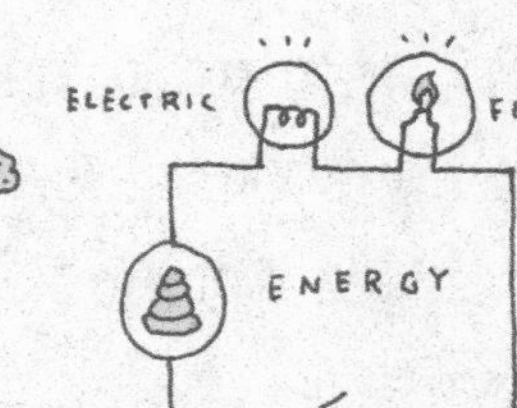

由印度尼西亚猴子的便便制成的咖啡。

将排便的热度及气体转换成电力。

便便产生的沼气可作为燃料使用。

MEDICINE

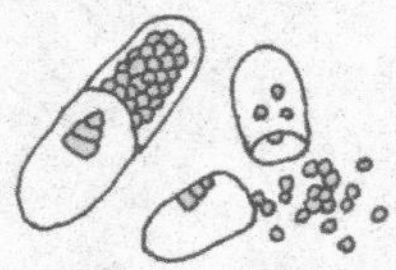

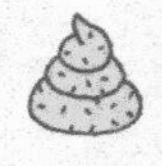

现代人将便便转换成水。

便便中含有对身体有益的成分。

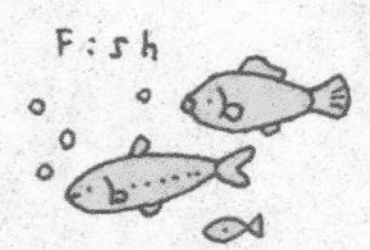

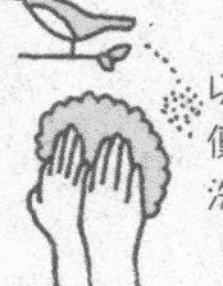

以黄莺的便便制成洗面奶。

流进河川的便便更是鱼儿的美食。

HISTORY

MONEY

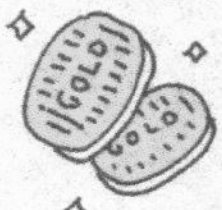

HOUSE

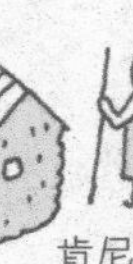

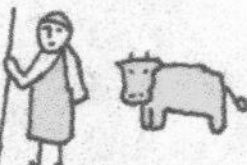

便便的化石也是了解古生物的线索。

江户时代便便被视为重要商品进行交易。

肯尼亚的马赛族用便便糊墙。

便 便
UNCO MATRIX

便便面面观

不论如何沉鱼落雁，

不论多么伟大，身体里一定有便便。

便便是身体的一部分。

心情低落、生活不正常、不修边幅、衣服皱巴巴，

便便也会布满皱褶且断断续续。

衣服或戒指可以轮流穿戴，

也可以清洗，

但便便就不是这样了。

想拥有完美的便便，

就和梳妆打扮一样因人而异。

让我们一起看看不同的便便种类，

与制造便便的各式身体环境。

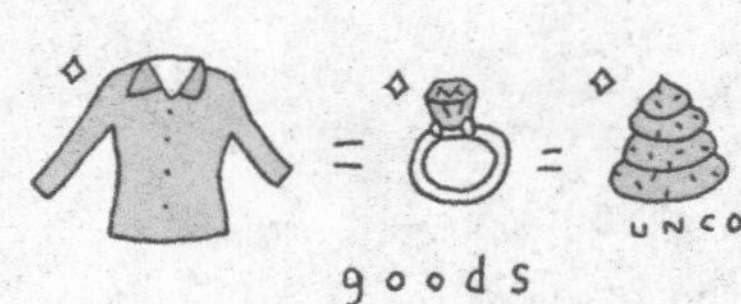

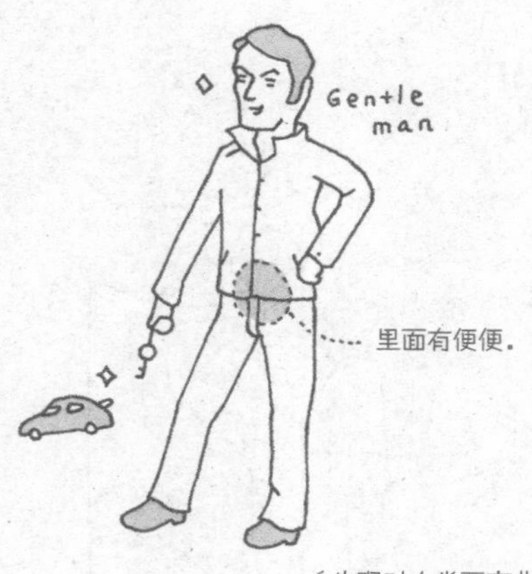

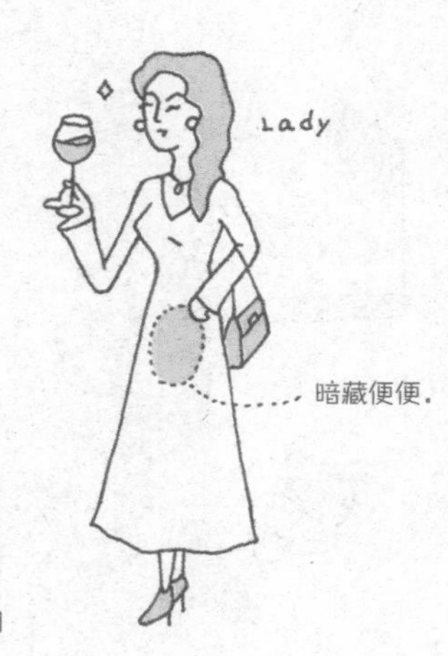

〔生理对人类而言非常重要〕

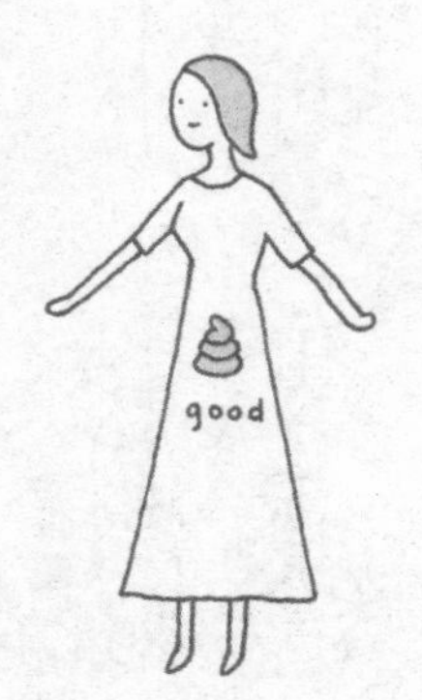

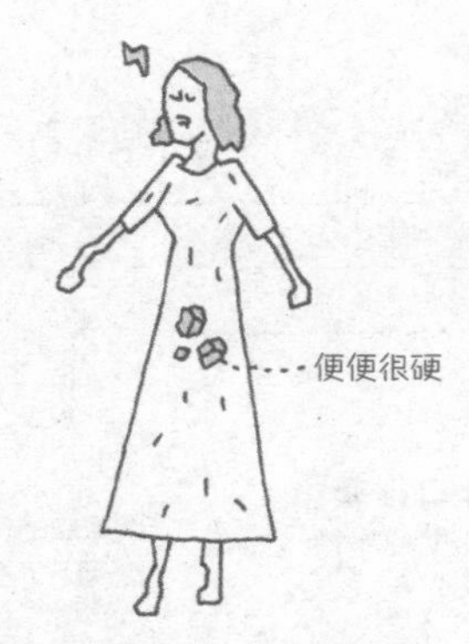

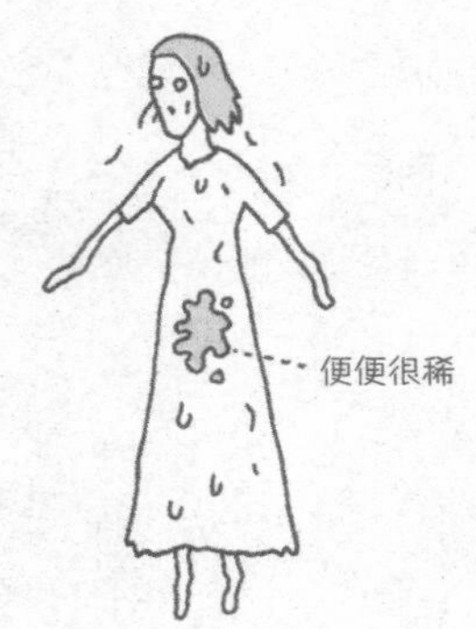

〔便便的状态还能反映个性〕

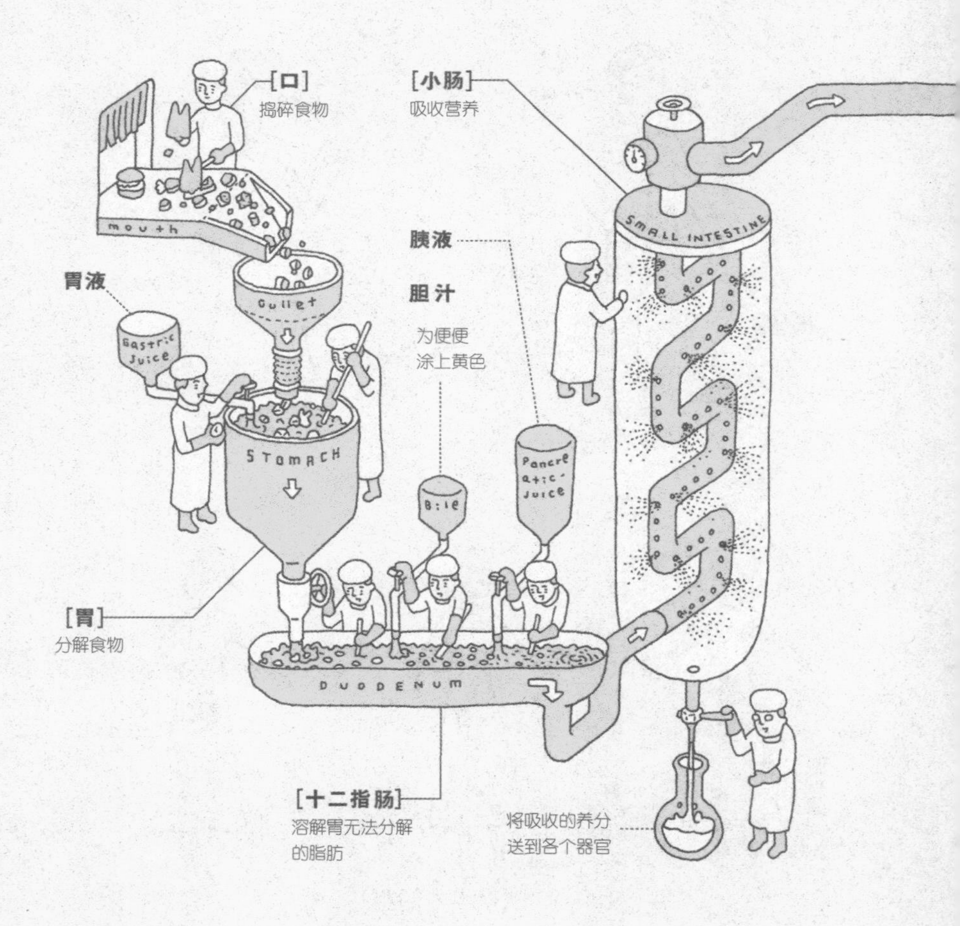
[口]
捣碎食物
mouth
胃液
Gastric Juice
Gullet
STOMACH
[胃]
分解食物
[小肠]
吸收营养
SMALL INTESTINE
胰液
胆汁
为便便
涂上黄色
Bile
Pancreatic-Juice
DUODENUM
[十二指肠]
溶解胃无法分解
的脂肪
将吸收的养分
送到各个器官

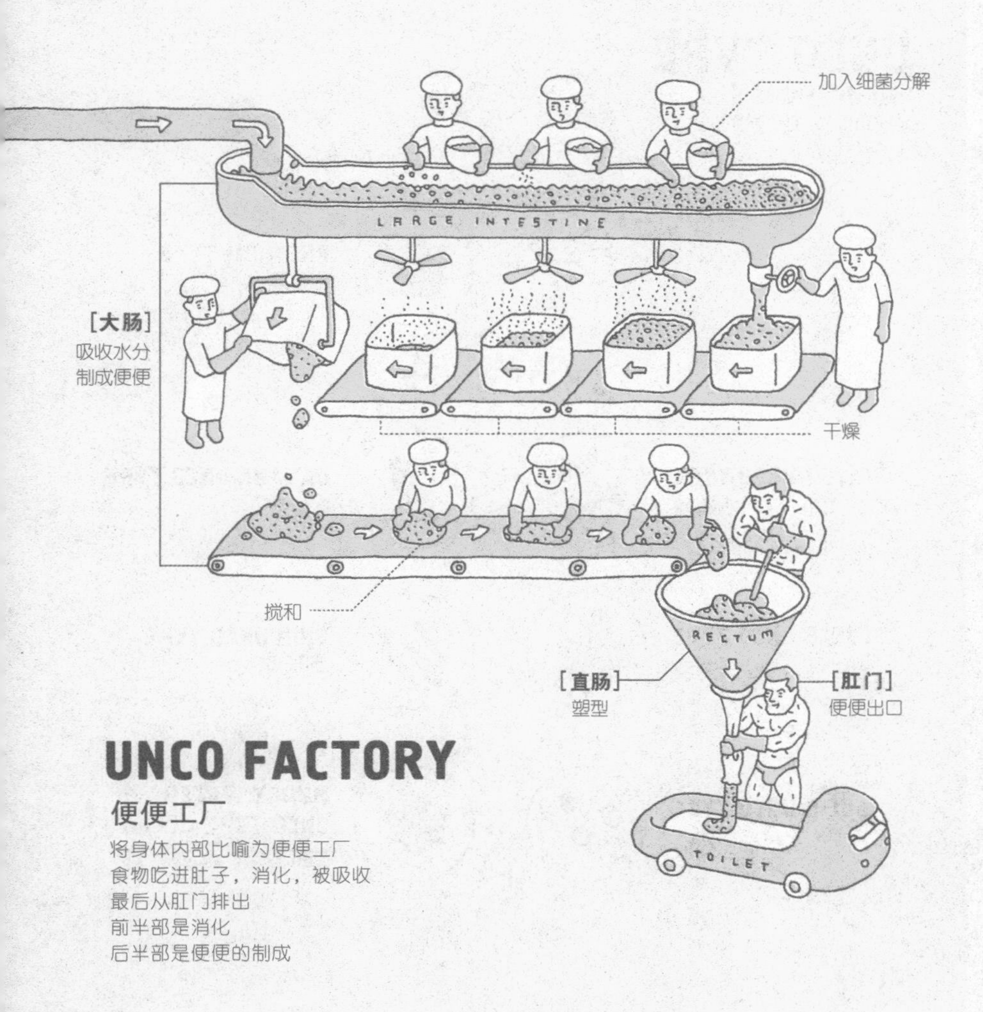

UNCO FACTORY

便便工厂

将身体内部比喻为便便工厂
食物吃进肚子，消化，被吸收
最后从肛门排出
前半部是消化
后半部是便便的制成

UNCO TYPE

将便便细分为六种。
再加上完美的“卷便”，
一共有七种。

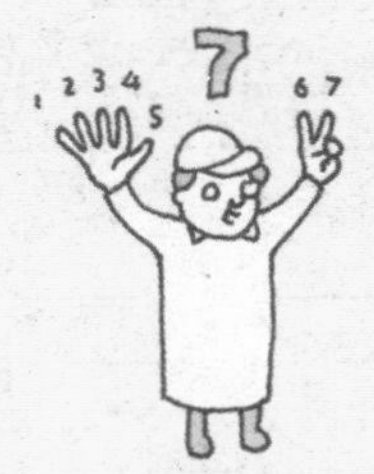

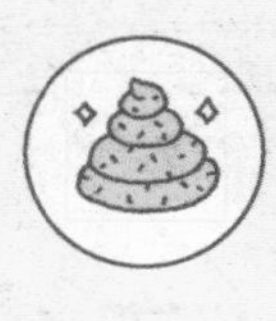

PREMIUM TYPE
最优型

+

WATER UNCO TYPE
水液型

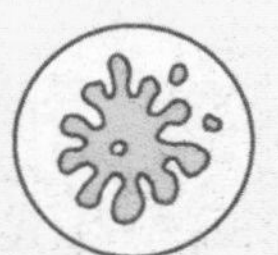

BANANA UNCO TYPE
香蕉型

CYCLE UNCO TYPE
软硬掺杂型

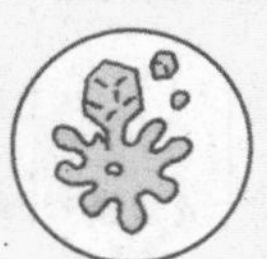

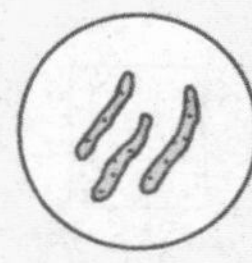

THIN UNCO TYPE
细长型

SOLID UNCO TYPE
硬邦邦型

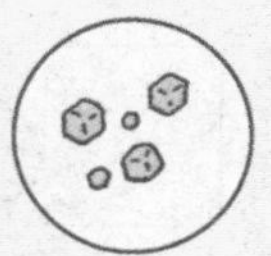

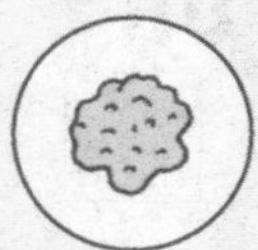

MUDDY WATER UNCO TYPE
黏稠型

UNCO MATRIX

上面是最优质的便便，愈往下愈劣质。
愈往右愈软，愈往左愈硬。
这就是基本的便便矩阵图。

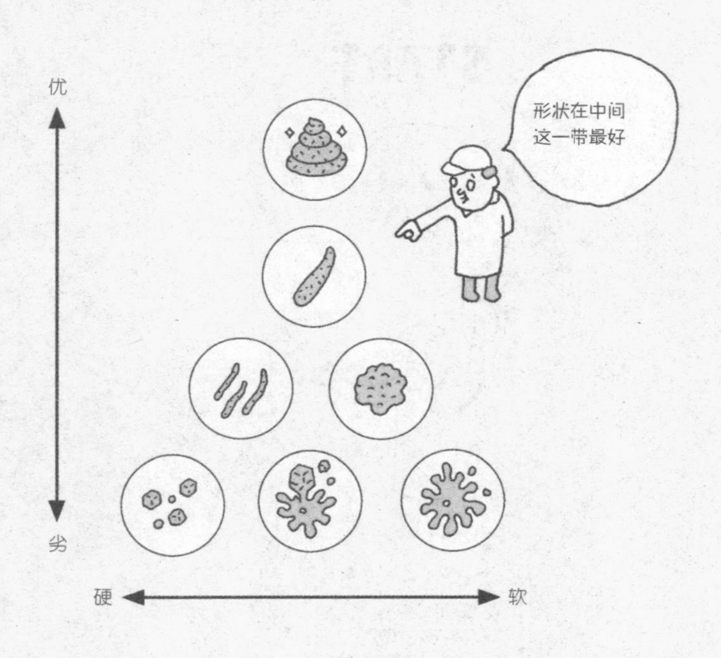

随着便便颜色各异，即使形状一样，性质也截然不同。
※ 详见 P167 →便便色表

START

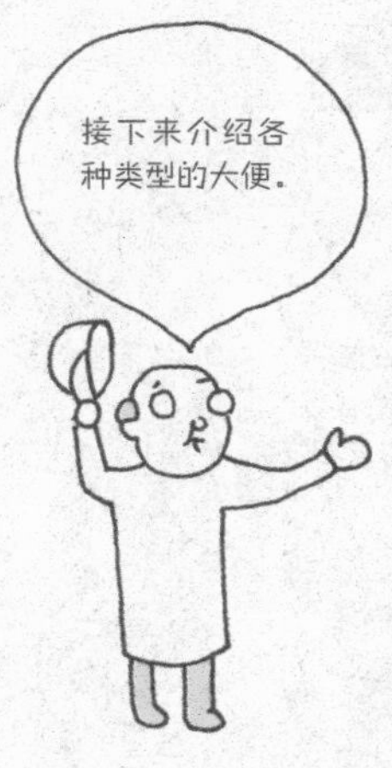

让我们跟随工厂流程
观察各种便便的特征和性质
之后请配合附注的“point”
了解自己的便便

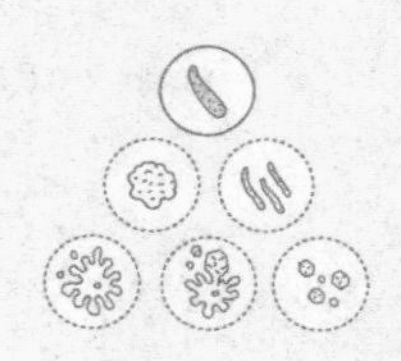

BANANA UNCO TYPE

香蕉型

最佳状态

扑通一声留下舒爽的余味
这种便便通称为“一条便”
落入水中后，微微浮上水面
此人的精神状态良好，饮食也很均衡

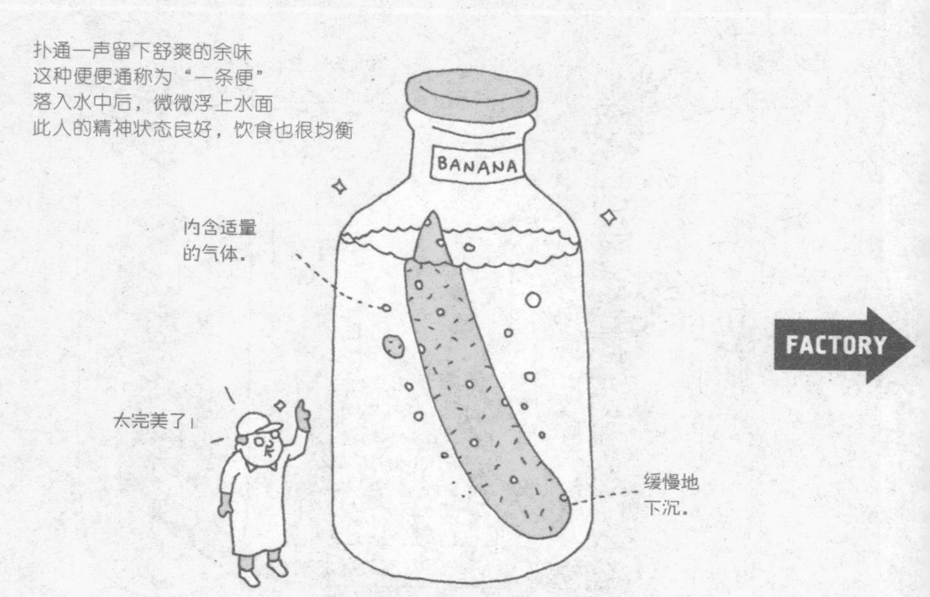

COLOR	颜色	土黄色、红褐略带土黄
WEIGHT	分量	一条约 100 克，有 2 ~ 3 条
SMELL	味道	有味道但还能忍受
SOLIDITY	硬度	硬者近似纸黏土，软者类似颜料的软管筒

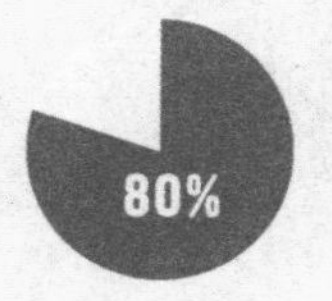

含水量 WATER

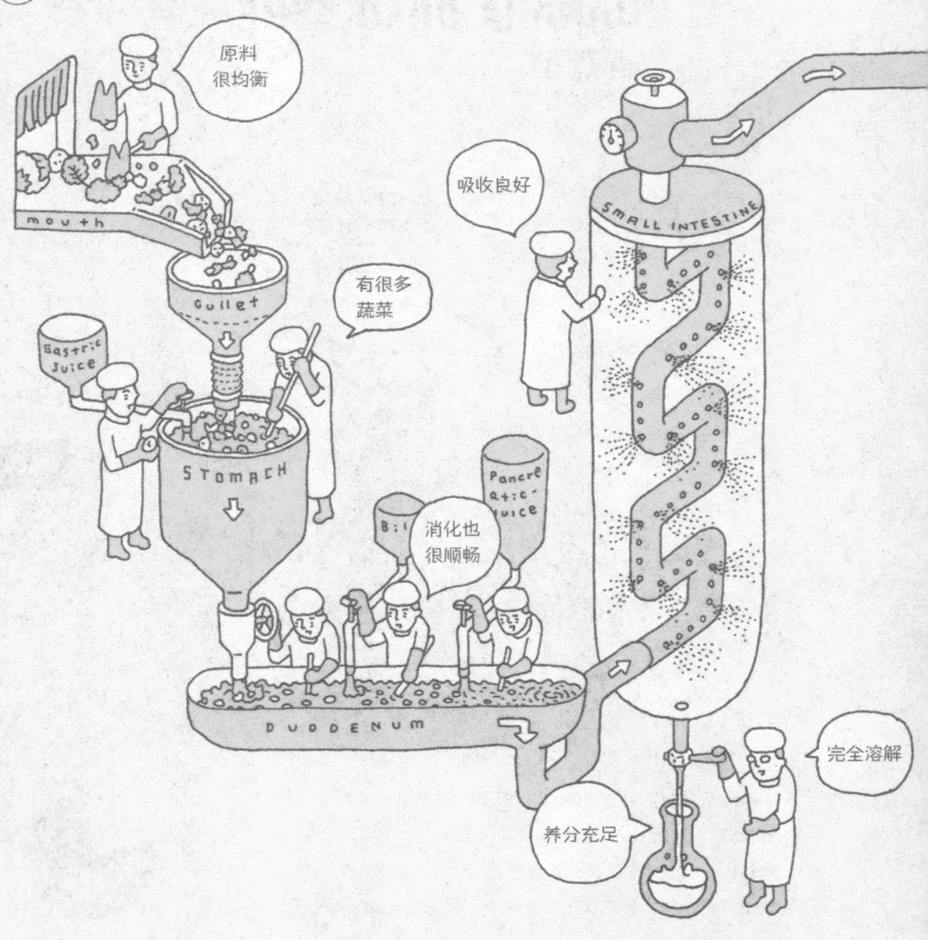
原料
很均衡
mouth
Gullet
有很多
蔬菜
Gastric
Juice
STOMACH
吸收良好
SMALL INTESTINE
Pancre
atic
Juice
Bil
消化也
很顺畅
DUODENUM
完全溶解
养分充足

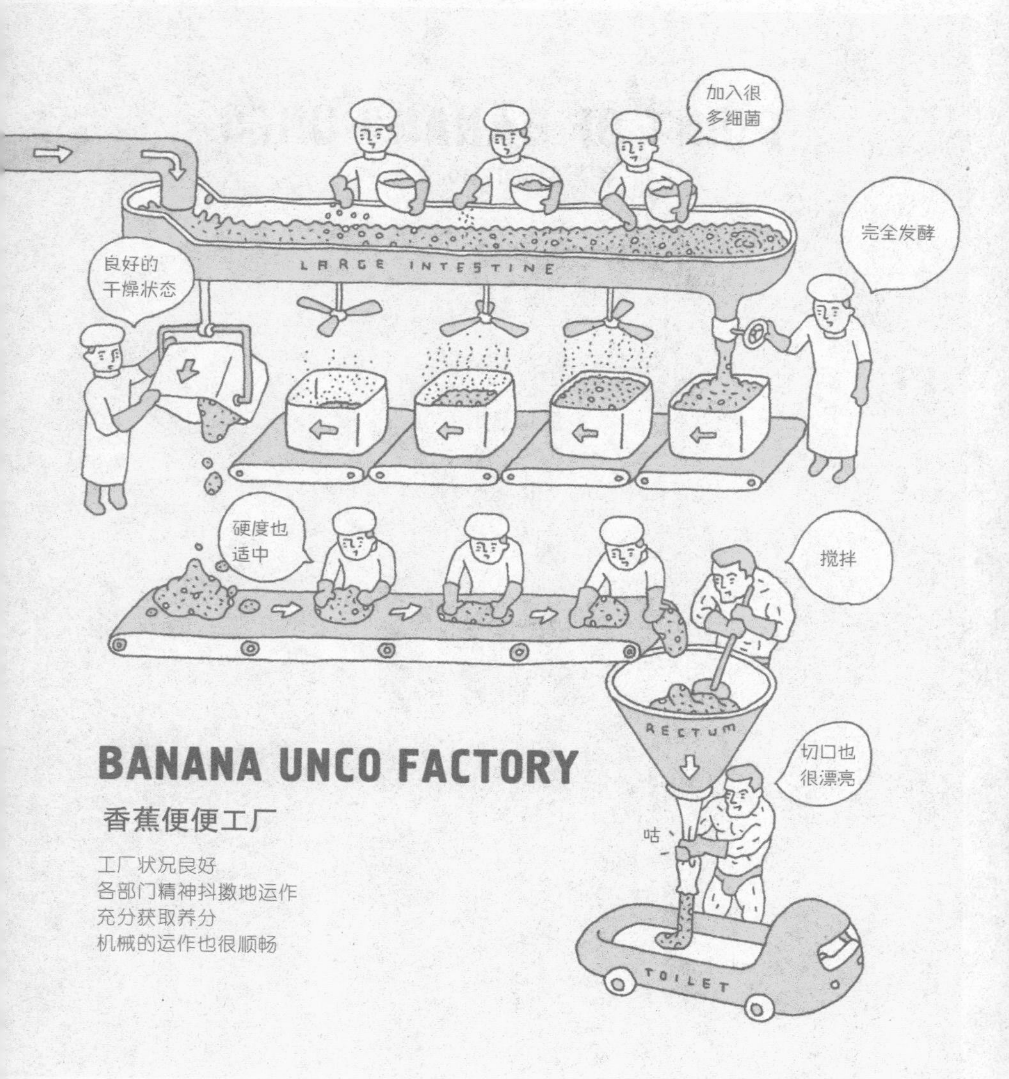

BANANA UNCO FACTORY

香蕉便便工厂

工厂状况良好
各部门精神抖擞地运作
充分获取养分
机械的运作也很顺畅

POINT OF BANANA UNCO

香蕉便便的 point

P! 这样做就对了

保持现状！

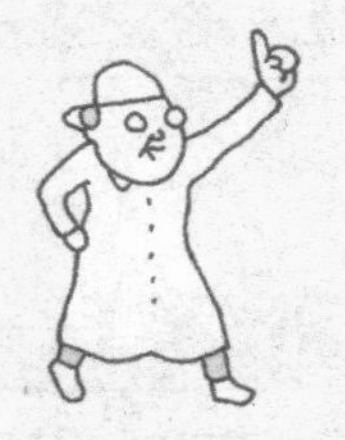

KEEP!

TYPE

THIN UNCO TYPE

细长型

状况不太好

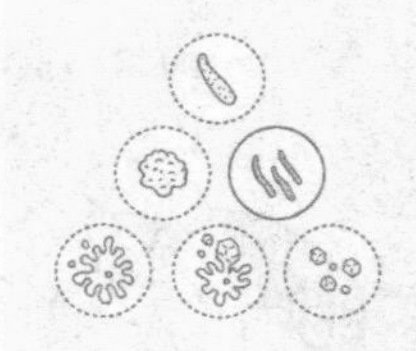

软弱无力的细长状
有人称之为“老人型细便”
好发于为减肥以致食物摄取不足
腹部肌肉无力的年轻女性身上

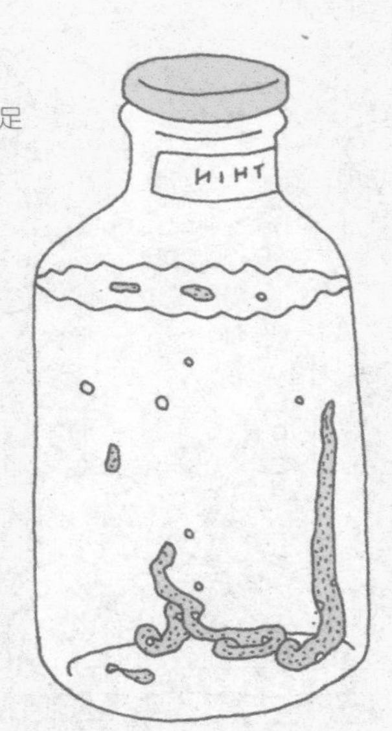

FACTORY

散掉了！

COLOR	颜色	偏黑的红褐色、黑色
WEIGHT	分量	一段段如面条，最多三条
SMELL	味道	味道刺鼻，且持续好一段时间
SOLIDITY	硬度	类似颜料的软管筒，有时更软

83%

含水量 **WATER**

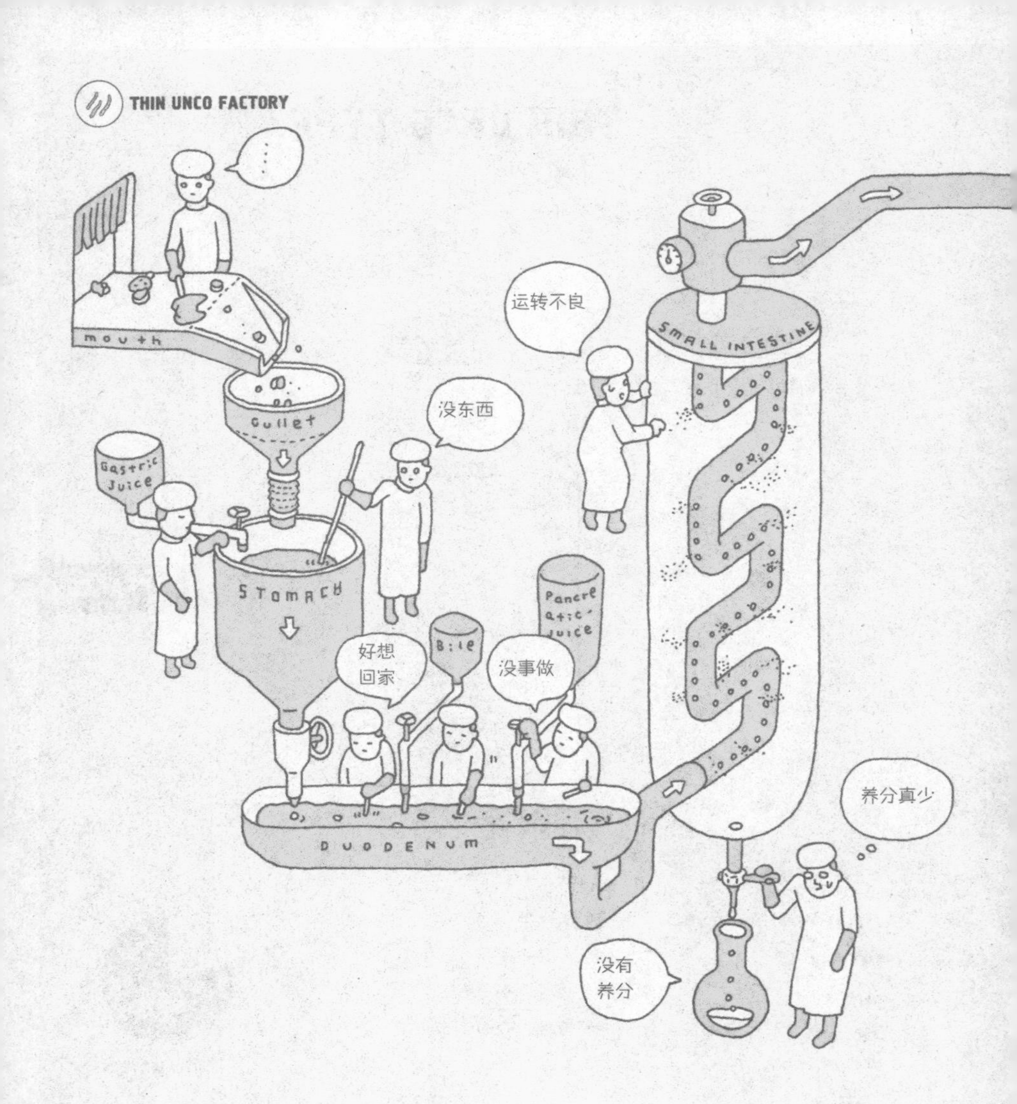
THIN UNCO FACTORY
mouth
Gullet
Gastric Juice
STOMACH
没东西
运转不良
SMALL INTESTINE
Bile
Pancreatic-Juice
好想回家
没事做
DUODENUM
养分真少
没有养分

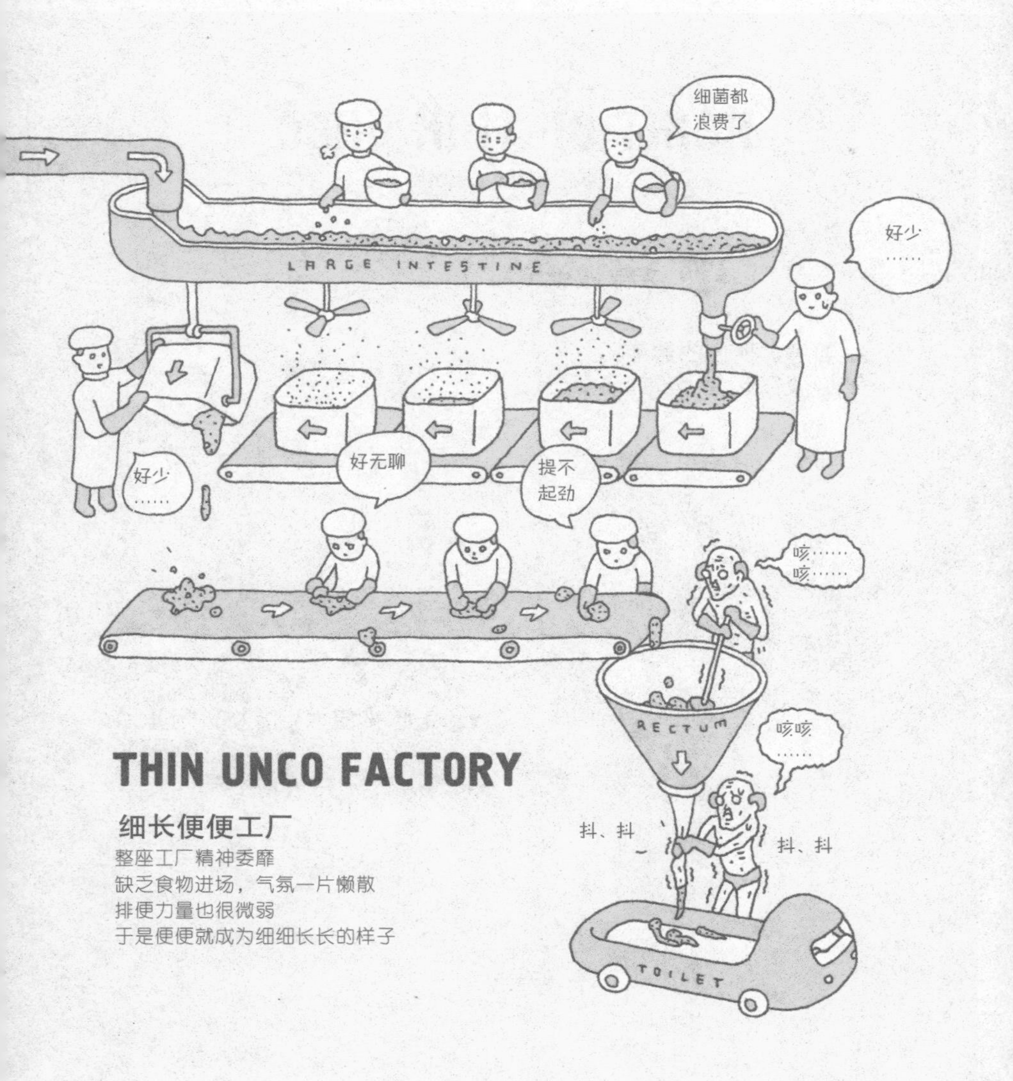

THIN UNCO FACTORY

细长便便工厂

整座工厂精神委靡
缺乏食物进场，气氛一片懒散
排便力量也很微弱
于是便便就成为细细长长的样子

POINT OF THIN UNCO

细长便便的 point

P! 这样做就对了！

P! 要增加便便的数量
必须在饮食上多加注意

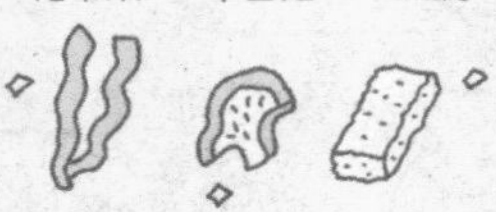

要增加便便的数量
必须在饮食上多加注意
请大量摄取海藻类、干菜
（如木耳、干燥香菇、豆腐……）
蒟蒻或牛蒡等容易吸收水分的食物

P! 改善肠道环境

食用酸奶
或米糠拌盐的腌渍物等发酵食品
以促进肠道的活性

P! 锻炼排便力（腰力）

先锻炼腹肌。

首先锻炼腹肌
以正确姿势循序渐进地练习吧

TYPE

MUDDY WATER UNCO TYPE

黏稠型

泥巴似的状态

如泥巴一般的便便
接近腹泻状态
这种情况是由于水分没有完全被吸收
长期下来容易造成肠道不正常
甚至可能演变为“过敏性肠道症候群”
请多加注意

MUDDY

相当危险啊！

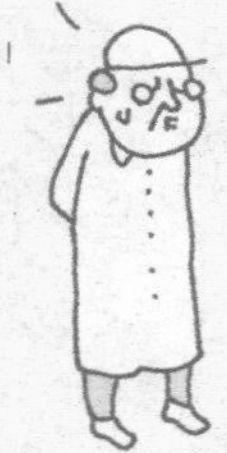

FACTORY

COLOR	颜色	褐色偏黑～黑色
WEIGHT	分量	大约是一瓶牛奶的重量
SMELL	味道	非常臭
SOLIDITY	硬度	顾名思义

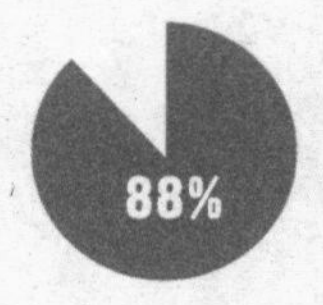

含水量 **WATER**

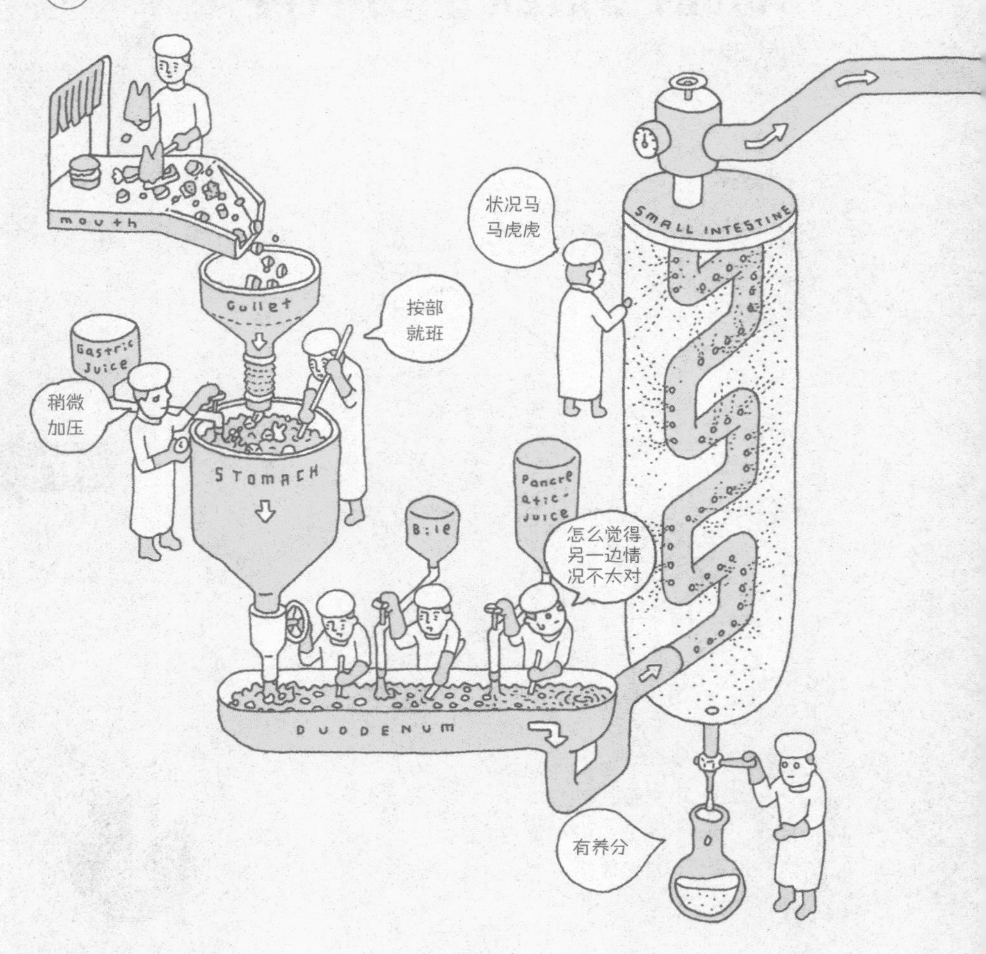
mouth
Gullet
Gastric Juice
稍微加压
按部就班
STOMACH
Bile
Pancreatic-Juice
DUODENUM
怎么觉得另一边情况不太对
状况马马虎虎
SMALL INTESTINE
有养分

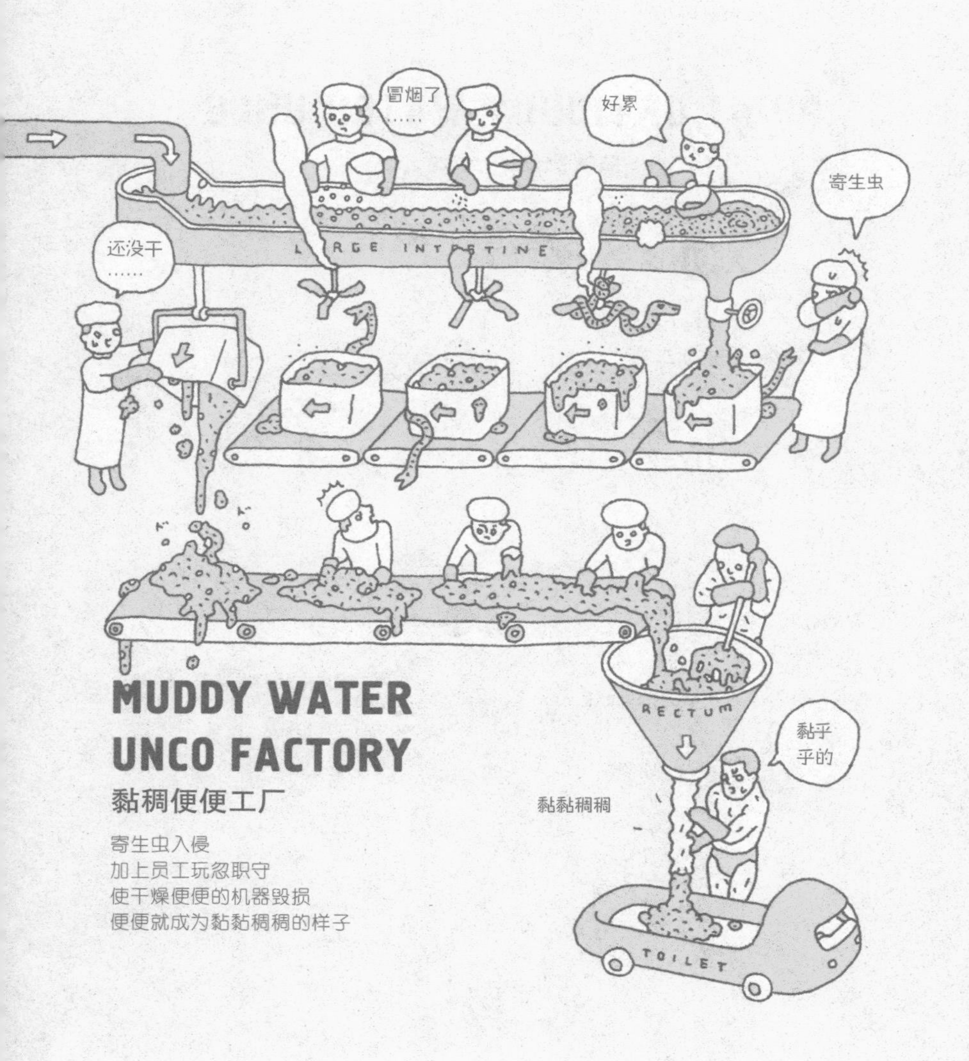

MUDDY WATER UNCO FACTORY

黏稠便便工厂

寄生虫入侵
加上员工玩忽职守
使干燥便便的机器毁损
便便就成为黏黏稠稠的样子

POINT OF MUDDY WATER UNCO

黏稠便便的 point

P! 这样做就对了！

P! 饮食要多摄取纤维

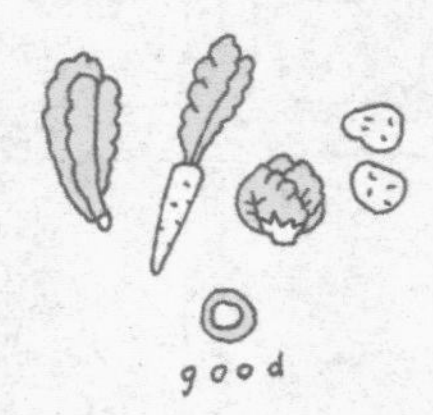

出现黏稠大便时，
代表大肠无法完全吸收水分
此时应尽量避免刺激性食物
如此就能排出体积适量的优良便便

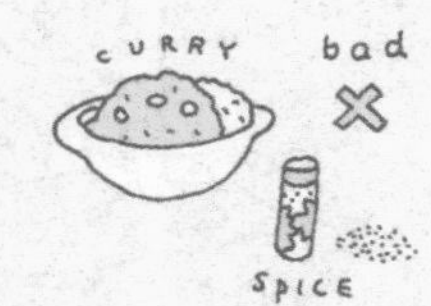

P! 充分休息

这种情形是腹泻前的危险讯息
身体过于疲累所引起
所以不要过于勉强
好好休息一下吧

P! 尽早就医

虽然不常见
但也有可能是食物中毒或寄
生虫所导致
如果症状长久持续
请就医治疗

WATER UNCO TYPE

水液型

像水一样的状态

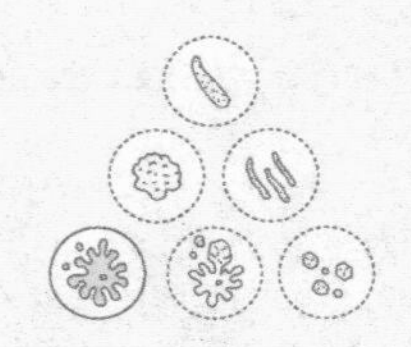

液状便便的代称
常伴随突发便意
水分几乎完全没被肠道吸收
原因大多出于压力或暴饮暴食

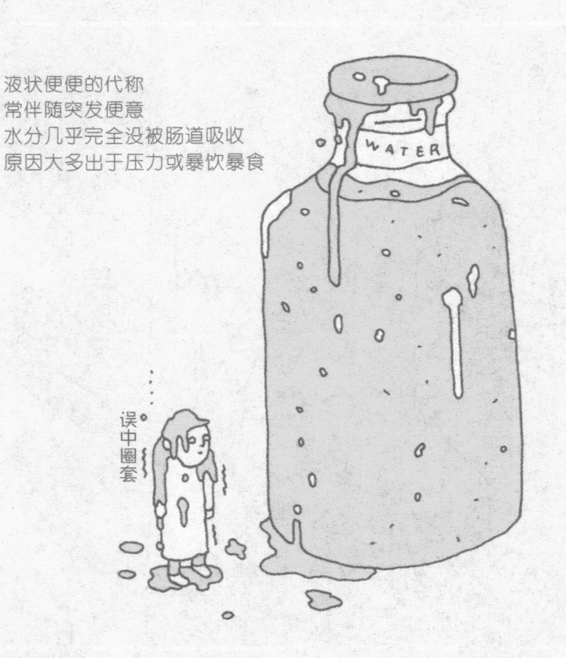

FACTORY

COLOR	颜色	数种（若非褐色，请尽速就医）
WEIGHT	分量	两三杯咖啡的重量
SMELL	味道	极端恶臭
SOLIDITY	硬度	汤汤水水

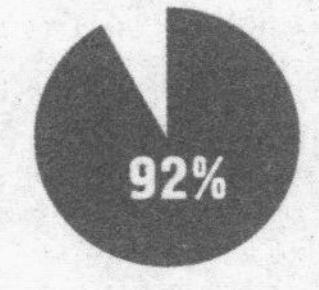

含水量 WATER

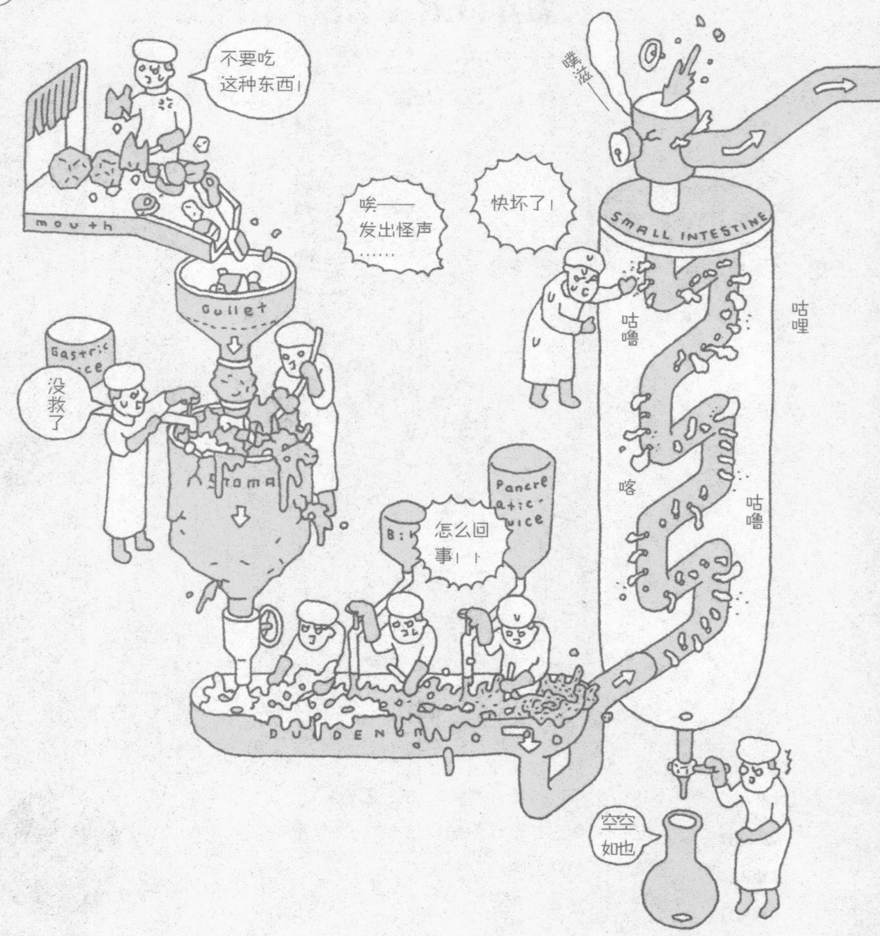
不要吃
这种东西！
mouth
Gullet
Gastric
没救了
Stoma
唉——
发出怪声
……
快坏了！
噗滋——
SMALL INTESTINE
咕噜
咕哩
喀
咕噜
Pancreatic
怎么回事！！
DUODEN
空空
如也

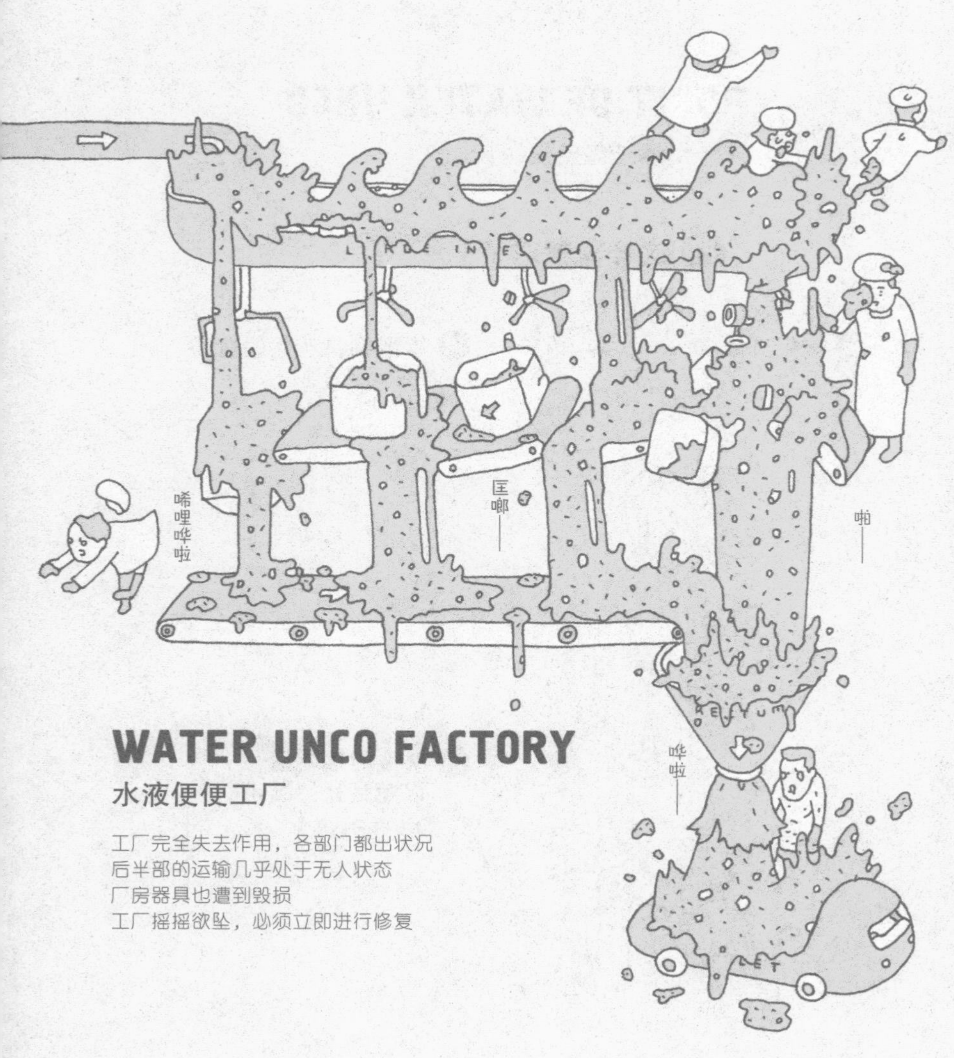

WATER UNCO FACTORY

水液便便工厂

工厂完全失去作用，各部门都出状况
后半部的运输几乎处于无人状态
厂房器具也遭到毁损
工厂摇摇欲坠，必须立即进行修复

POINT OF WATER UNCO

水液型便便的 point

P! 这样做就对了！

P! 暖化身体

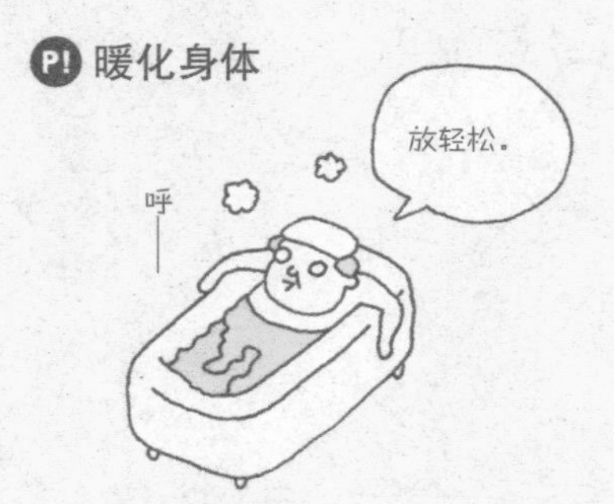

由于体内偏冷
导致整体状况不佳
暖化身体会有不错的效果

P! 摄取容易消化的食物

由于大肠黏膜不足
导致腹泻不断
饮食避免刺激性
多摄取容易吸收的食物
此外，为防止此种情况再度发生
应避免高脂或高蛋白饮食
并大量摄取蔬菜

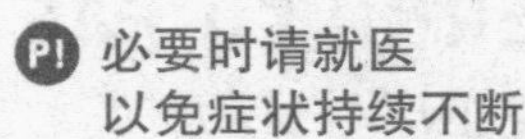

P! 必要时请就医 以免症状持续不断

食物中毒或寄生虫等因素
可能导致严重病变的危险
请务必就医治疗

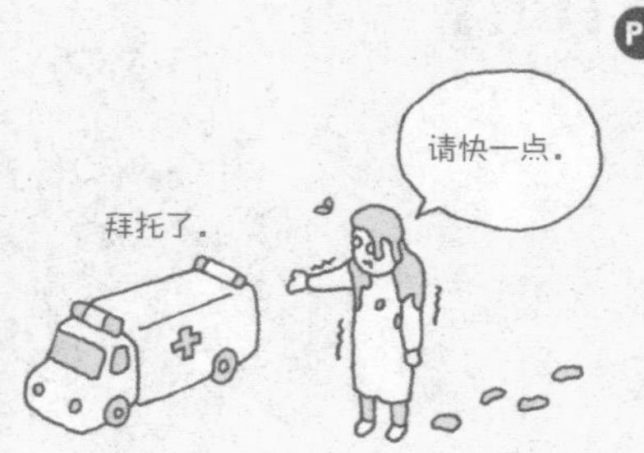

TYPE

CYCLE UNCO TYPE

软硬掺杂型

腹泻和便秘交互发生的状态

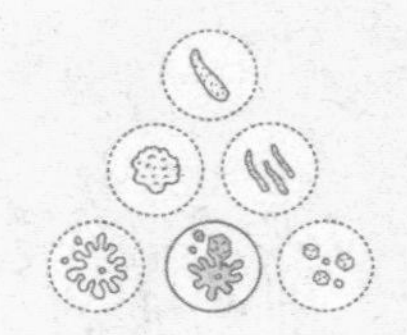

块状及液状便便交替出现
属“过敏性肠道症候群”的一种
由于压力造成肠道运作不规律
造成便便颜色不一

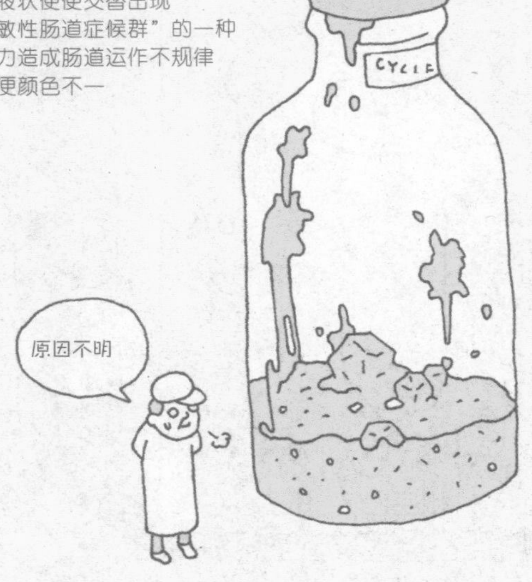

FACTORY

COLOR	颜色	无特定颜色
WEIGHT	分量	一次排出 1 ~ 2 马克杯的分量
SMELL	味道	有时很臭、有时不臭
SOLIDITY	硬度	液状

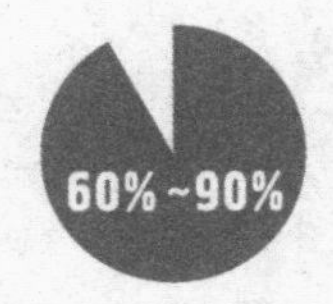

含水量 **WATER**

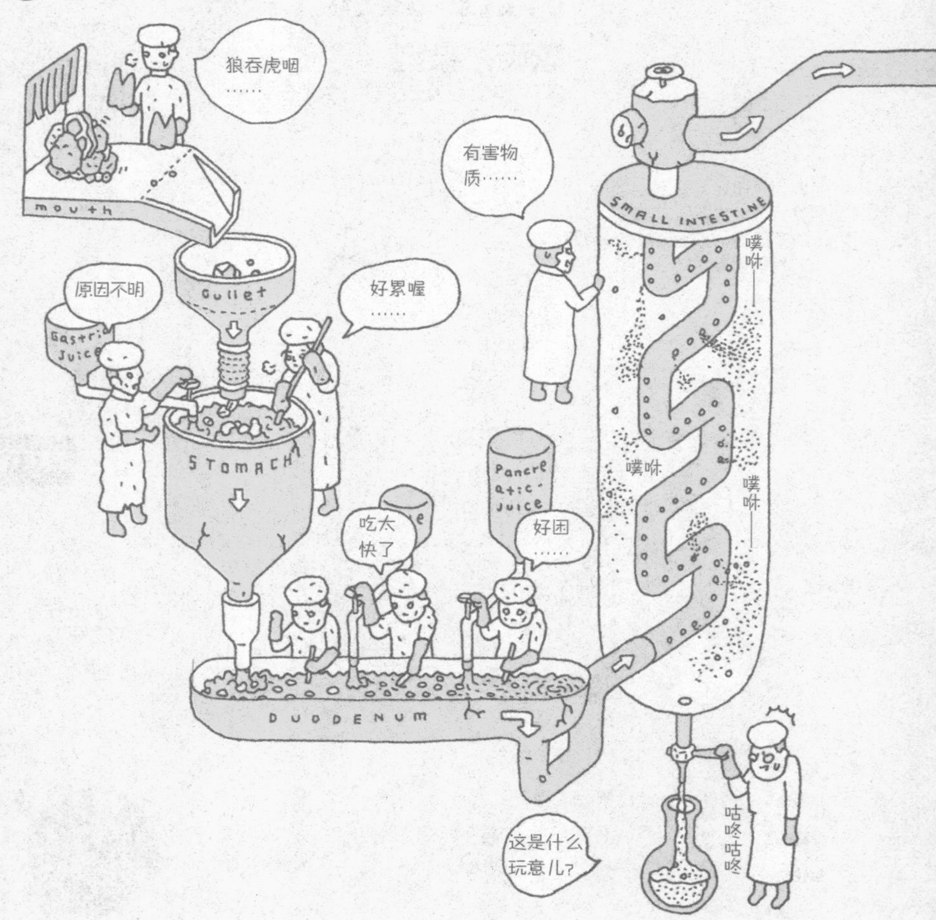

mouth
狼吞虎咽……
Gullet
原因不明
Gastric Juice
好累喔……
STOMACH
有害物质……
SMALL INTESTINE
噗哧——
噗哧
噗哧——
Pancreatic Juice
吃太快了
好困……
DUODENUM
这是什么玩意儿？
咕咚咕咚

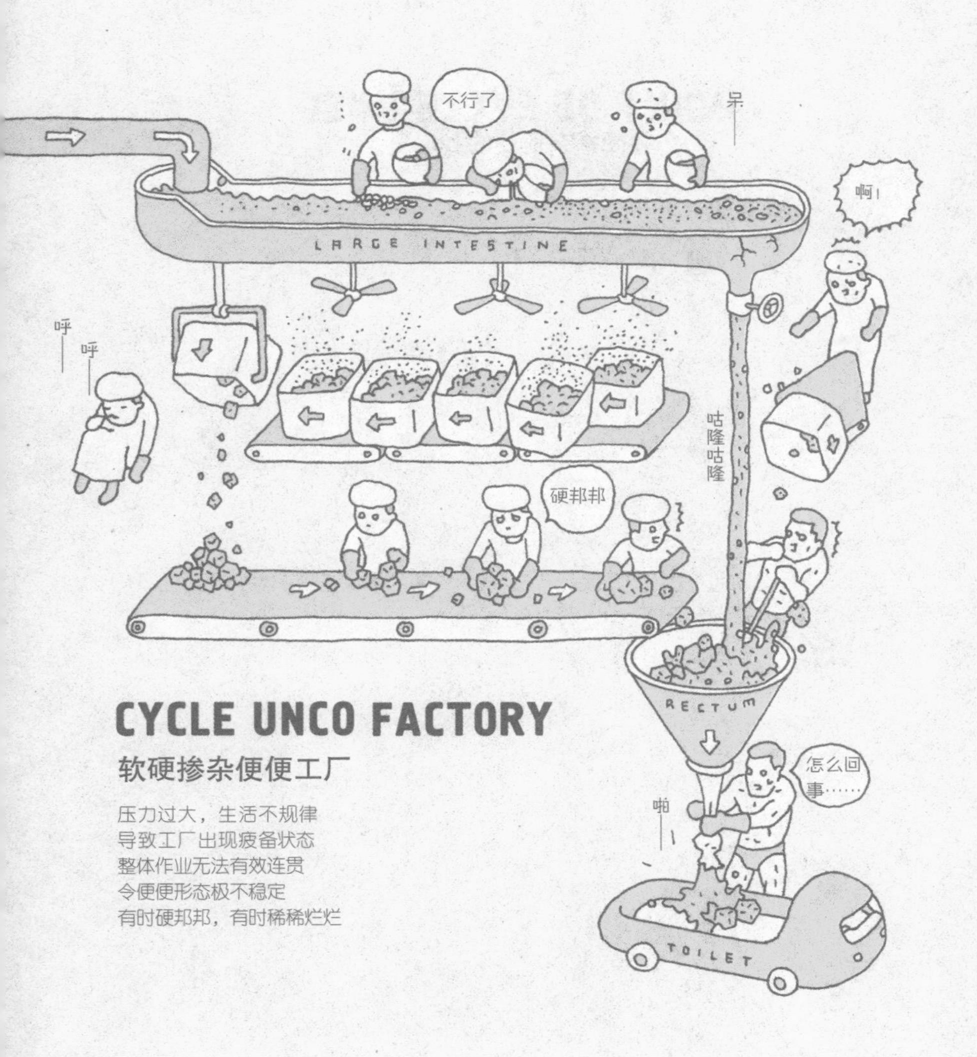

CYCLE UNCO FACTORY

软硬掺杂便便工厂

压力过大，生活不规律
导致工厂出现疲备状态
整体作业无法有效连贯
令便便形态极不稳定
有时硬邦邦，有时稀稀烂烂

POINT OF CYCLE UNCO
软硬掺杂便便的 point

P! 这样做就对了！

P! 消除压力

呼
每天只要
便便就好.
消除压力.

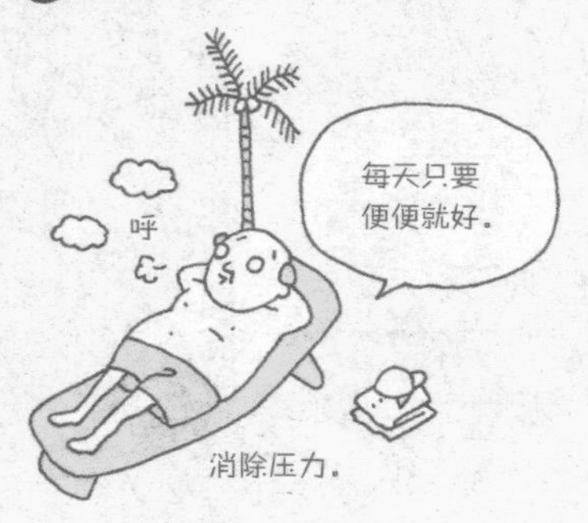

每天拨出休息时间
躺在浴缸里放松身心，效果也不错

P! 改善饮食

嚼、
嚼
特别注重早餐.

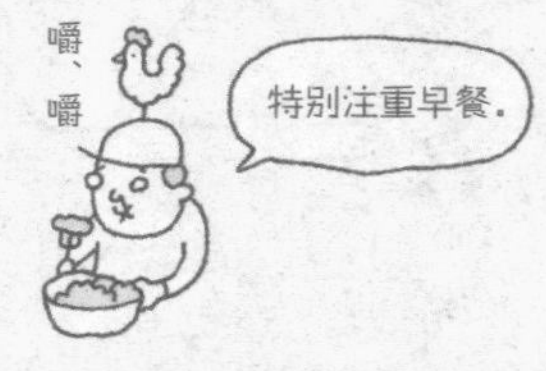

为了维持肠道环境的安定
请规律均衡地饮食

TYPE

SOLID UNCO TYPE

硬邦邦型

偏硬的不良状态

俗称“兔便”
小颗偏硬
便便长时间堆积在肠道中
水分过度被吸收
以致便便偏硬
经常导致便秘或腹胀

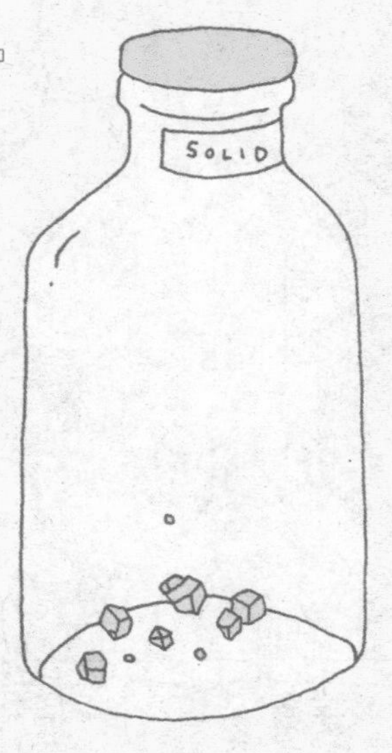

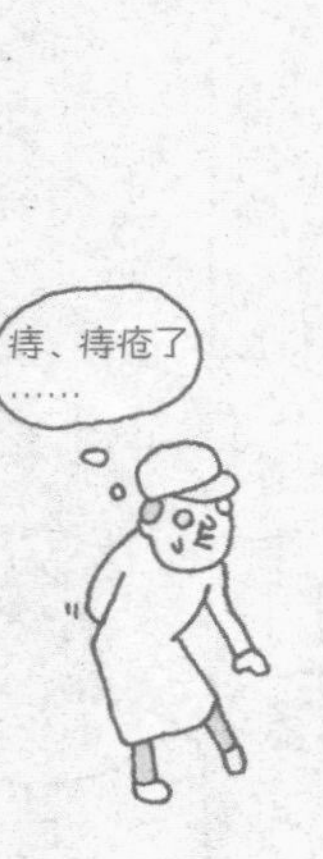

FACTORY

COLOR	颜色	褐色或偏黑
WEIGHT	分量	2 ~ 10 颗小石子的重量
SMELL	味道	臭得惊人
SOLIDITY	硬度	硬邦邦

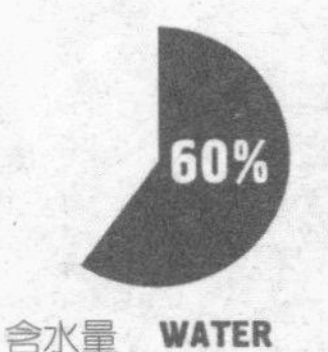

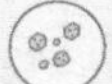

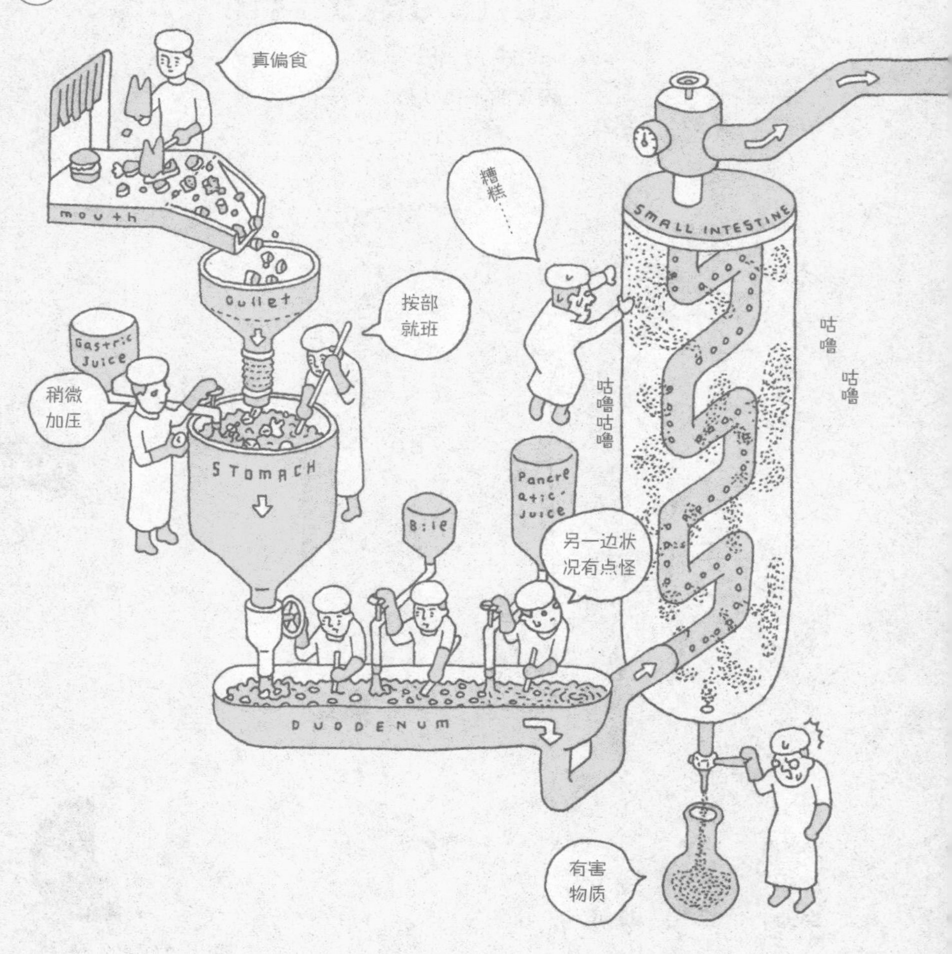
真偏食
mouth
Gullet
按部就班
Gastric Juice
稍微加压
STOMACH
糟糕……
SMALL INTESTINE
咕噜咕噜
咕噜
咕噜
Bile
Pancreatic-Juice
另一边状况有点怪
DUODENUM
有害物质

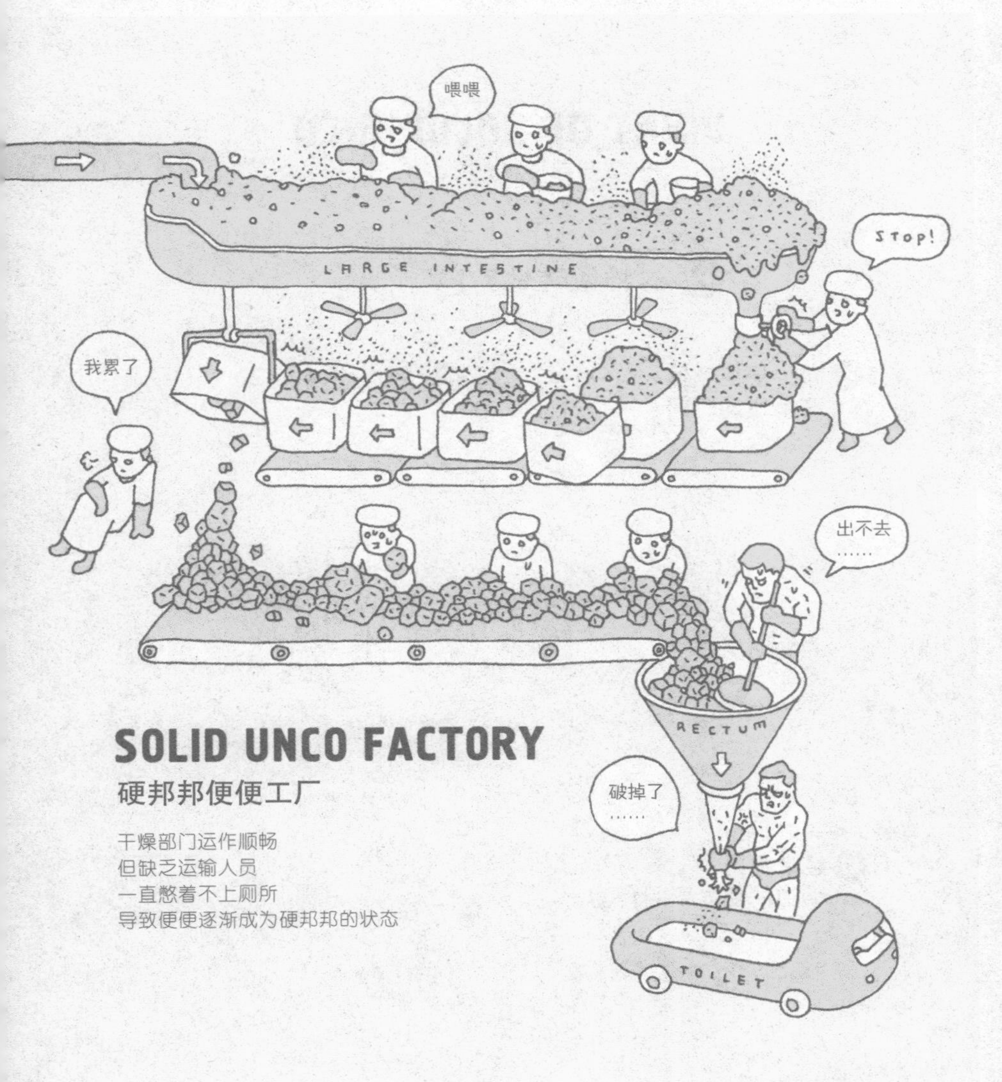

SOLID UNCO FACTORY

硬邦邦便便工厂

干燥部门运作顺畅
但缺乏运输人员
一直憋着不上厕所
导致便便逐渐成为硬邦邦的状态

POINT OF SOLID UNCO

硬邦邦便便的 point

P! 这样做就对了！

P! 减少便便停留在肠道的时间

拉不出来
也要坐着
酝酿

不要憋着便便
多摄取食物纤维
促进肠道蠕动

P! 增加水分的摄取

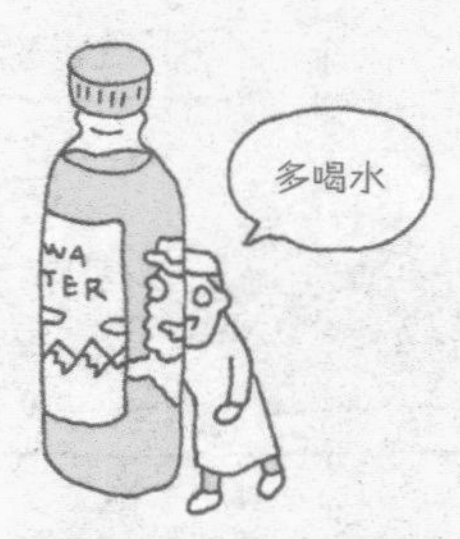

身处不同环境
都有可能是硬邦邦便便的成因
不时提醒自己多喝茶水
以不含糖的饮料为佳

P! 经常食用增加便便体积的食物

少吃点心或甜食
多摄取烹煮过的蔬菜及海藻类

TYPE

PREMIUM UNCO TYPE

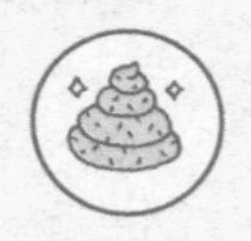

最优型

终极完美的状态

完美的“便便卷”
虽然和香蕉型便便一样非常长
但没有切口，从头到尾一气呵成
此人饮食生活
精神状态都处于极佳状态

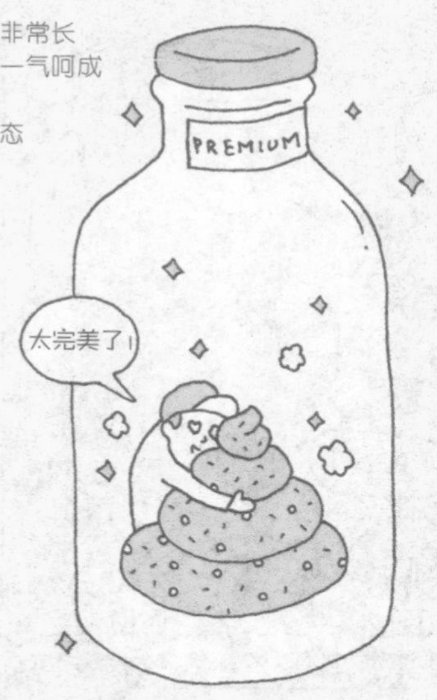

FACTORY

COLOR	颜色	金黄色
WEIGHT	分量	400 克
SMELL	味道	馥郁
SOLIDITY	硬度	富弹性而柔软

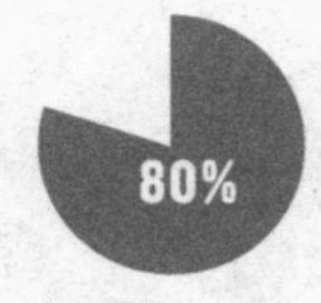

含水量 WATER

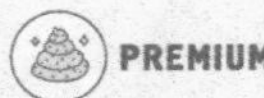

PREMIUM TYPE UNCO FACTORY

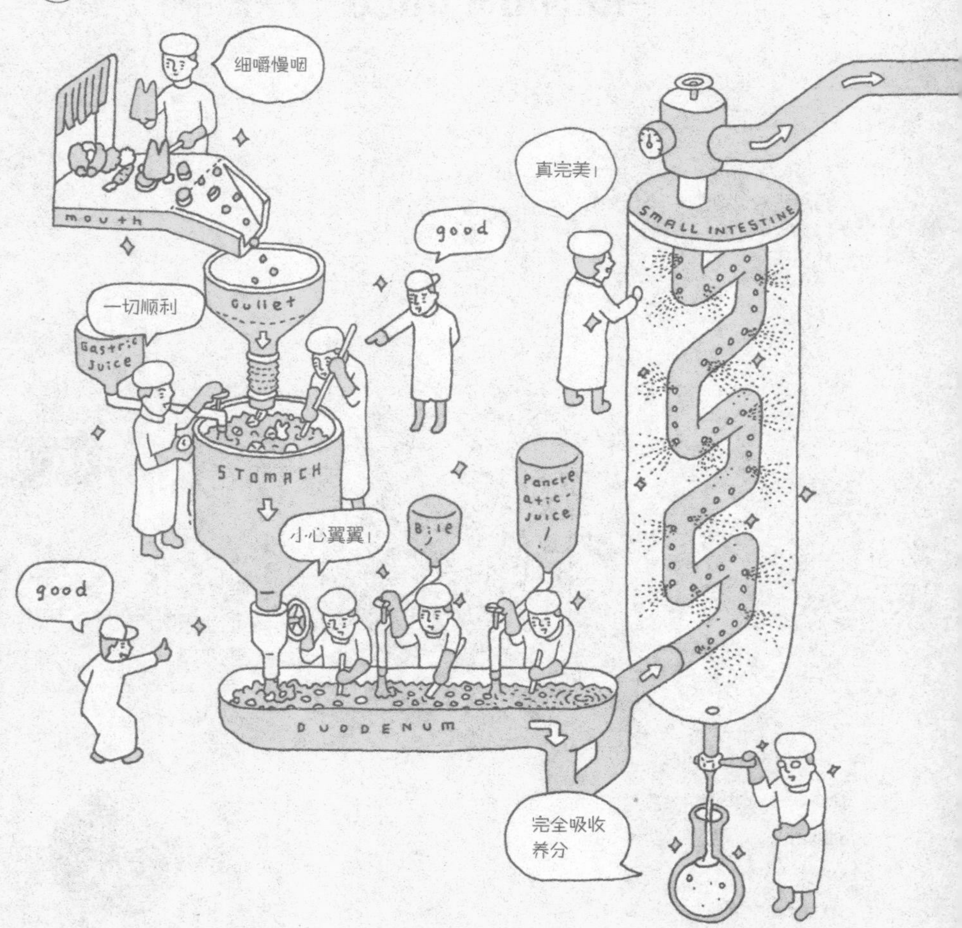

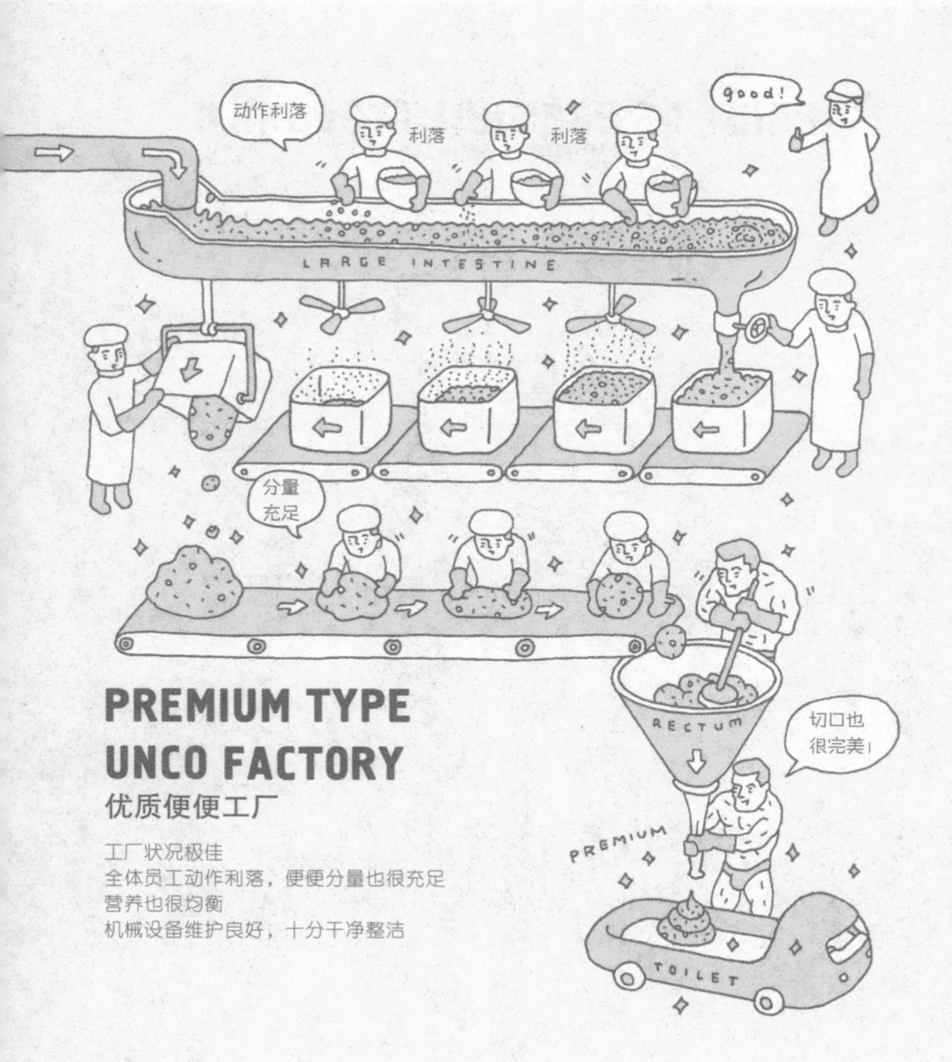

PREMIUM TYPE UNCO FACTORY

优质便便工厂

工厂状况极佳
全体员工动作利落，便便分量也很充足
营养也很均衡
机械设备维护良好，十分干净整洁

POINT OF PREMIUM TYPE UNCO

优质便便的 point

P! 这样做就对了！

完美无瑕。

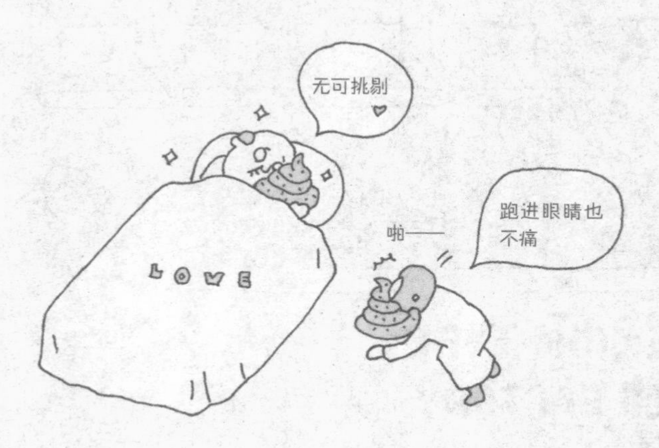

UNCO TRIANGLE

便便三角关系图

便便会受到“饮食”“心情”
“生活模式”三角关系的影响
生活不规律造成不定时不定量
饮食不固定又导致心情紧绷
当三角形紧缩
便便就会硬邦邦或稀巴烂

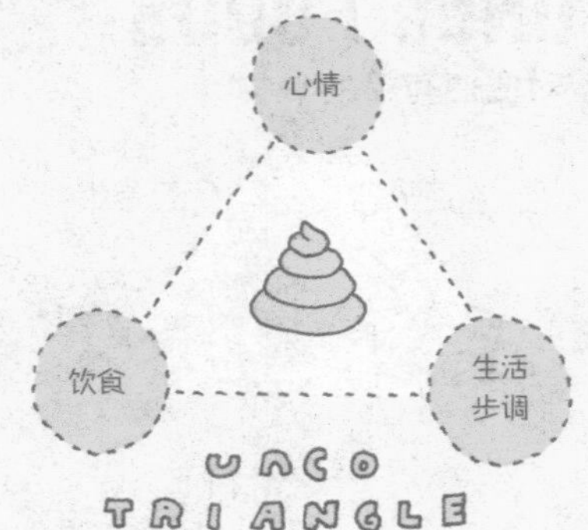

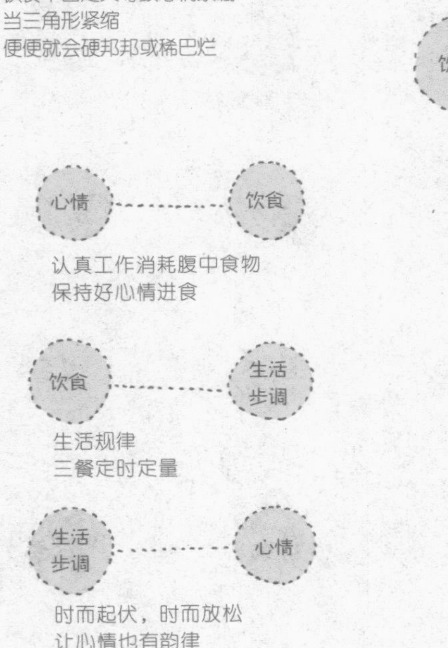

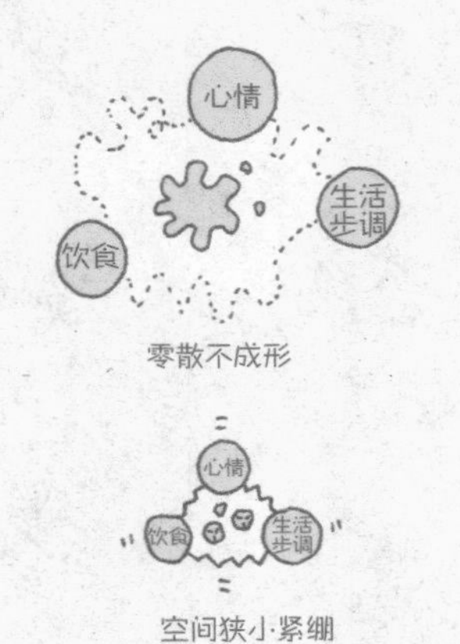

广泛地思考便便三角关系图的各种因素，不难发现，愈认真愈能排出完美的便便。请兼顾便便的三角关系，并落实于生活之中。

UNCO FOODS

对便便有益的食物

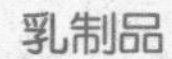

乳制品

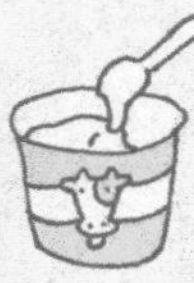
酸奶

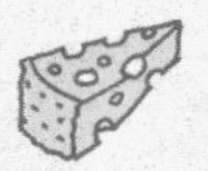
奶酪

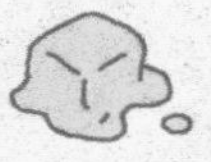
奶油

酸奶和奶酪
属于乳酸菌
增生后的产品
食用后能促进
肠胃蠕动
令排便更顺畅

五谷类

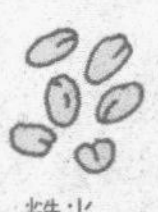
糙米

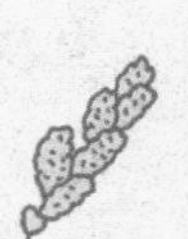
稗子

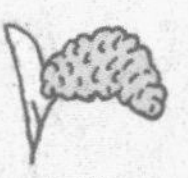
小米

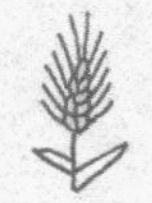
大麦

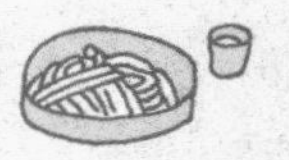
荞麦面

水果

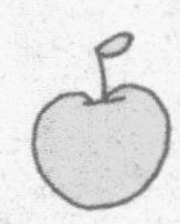
苹果

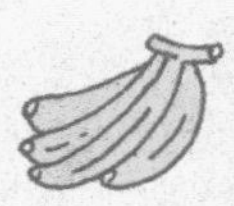
香蕉

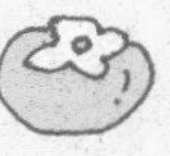
柿子

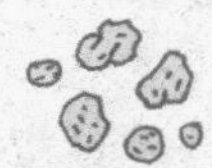
葡萄干

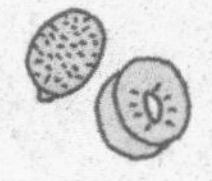
猕猴桃

坚果类

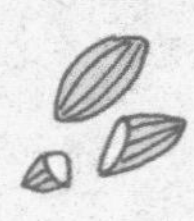
杏仁

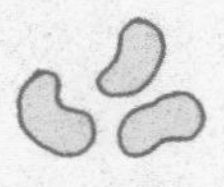
腰果

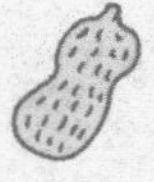
落花生

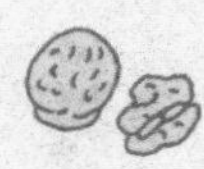
核桃

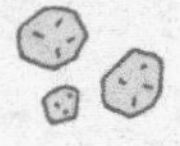
夏威夷果

排出好便便的快捷方式是充分摄取食物纤维。因为食物纤维不会被胃溶解，可以直达肠道，具有清洁作用，并且能够增加便便的体积。但不应过度，因为纤维摄取过量，反而会造成肠道负担。

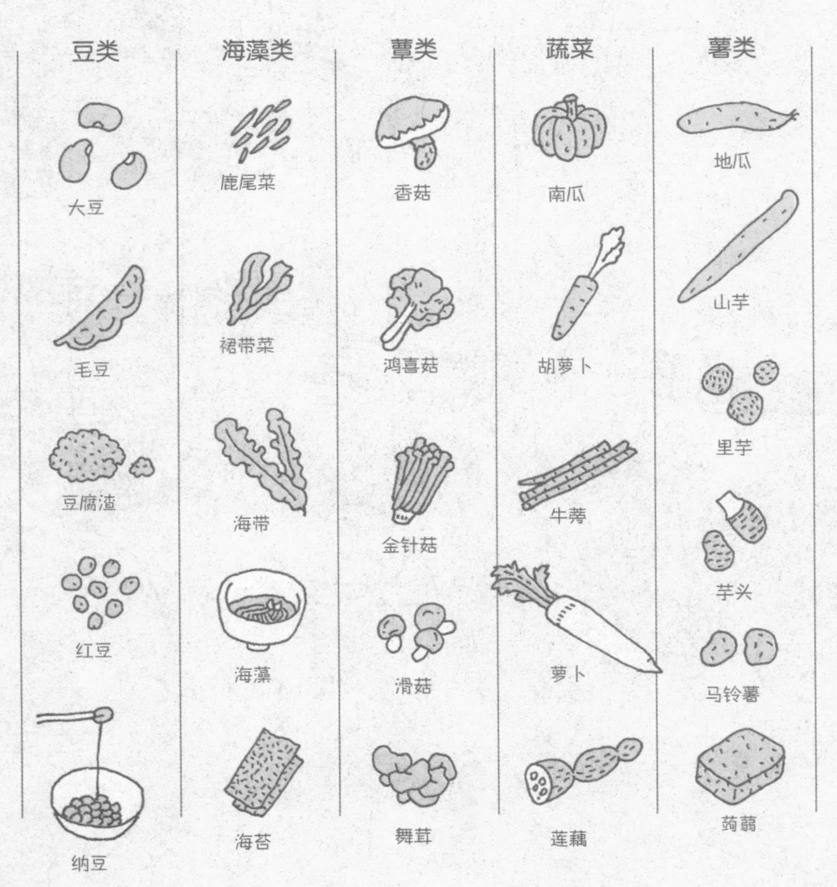

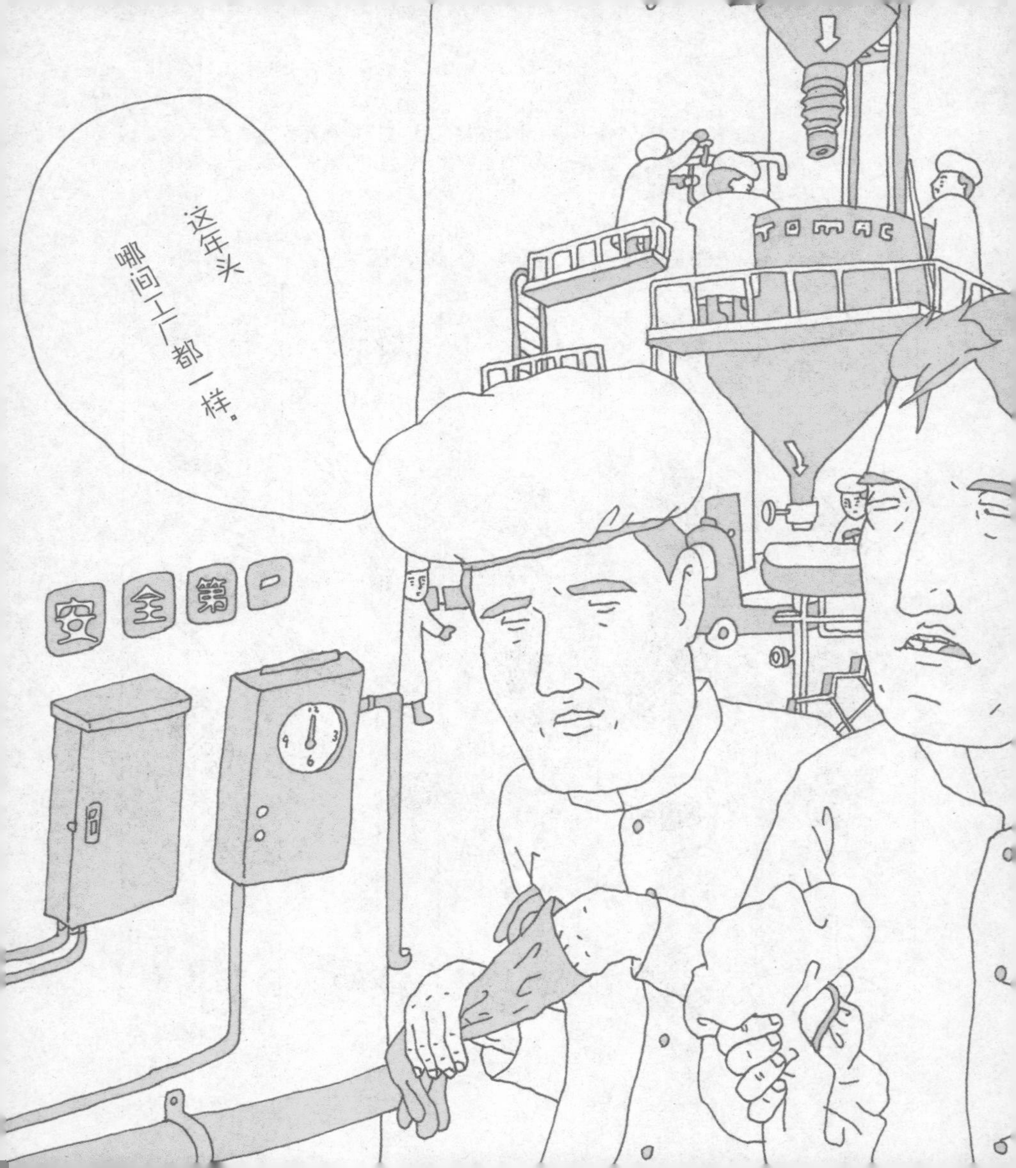
这年头
哪间工厂都一样。
安全第一
TOMAC

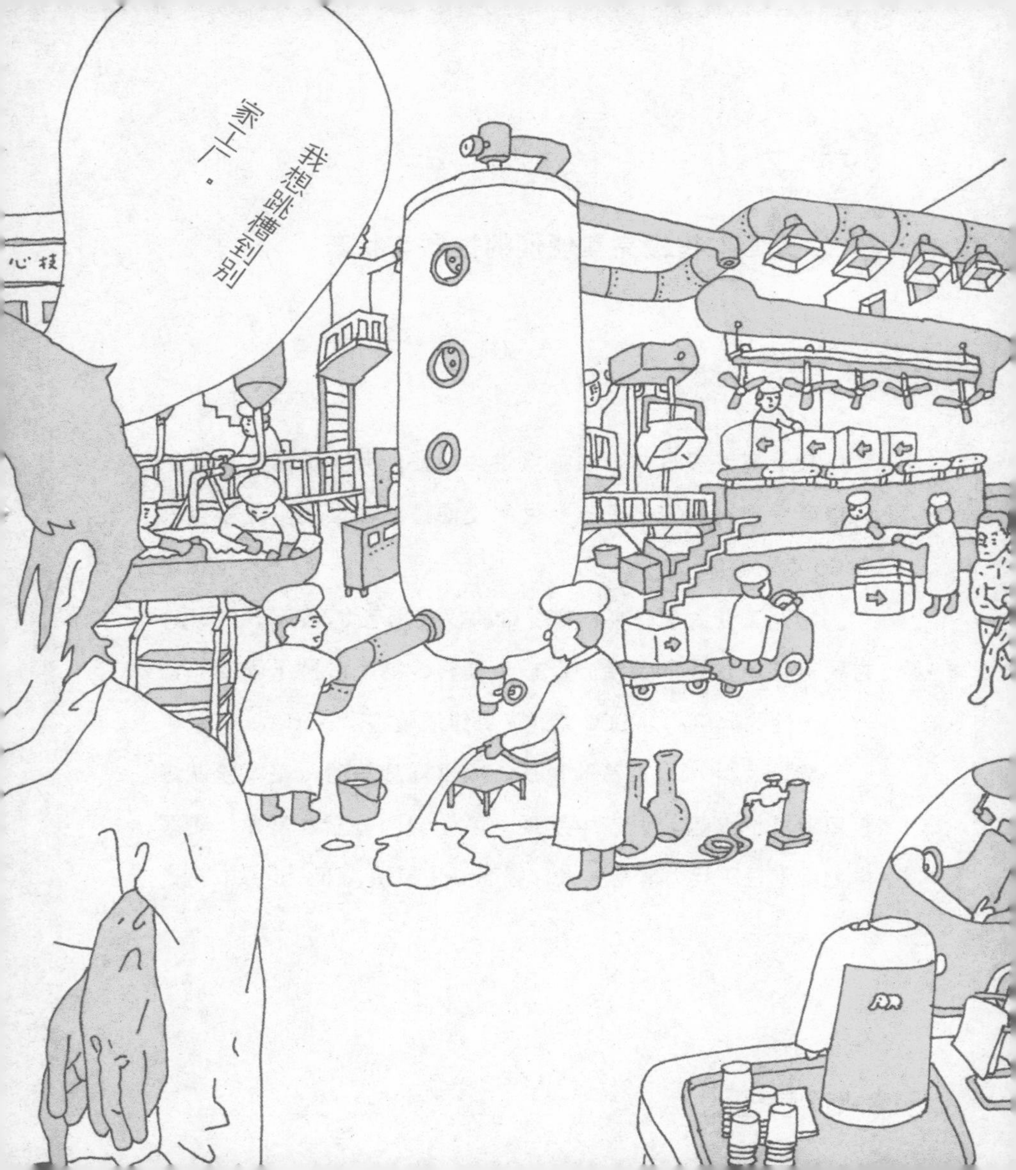

我想跳槽到别家工厂。
心技

终极完美便便的性质与状态

最近有许多日本上班族女性为便秘所苦。根据这一现象调查后发现，这些上班族女性的便便普遍都很小，重量也只有 80 克左右。

姬路工业大学研究食物纤维的权威焉启介教授曾经指出，古代美洲原住民的便便中，掺杂麦秆、羽毛或种子等物质，一次便便的分量约为 800 克，光纤维质就占了 150 克。

除此之外，也有其他说法。太平洋战争时，美军曾调查日军驻扎的营区。调查中发现营区便便的分量非常多，美军由此推定日军兵力非常强大，因而心生畏惧，下令退兵。

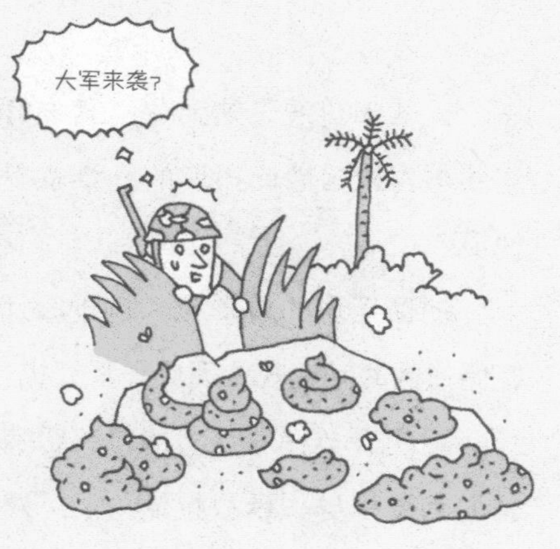

当时日军的便便分量十足，约有400克。相比之下，美军的便便只有100克，因此才会造成兵力的误判。

根据焉启介教授的说法，日本人的便便在战后50年间产生极大变化，其中原因可能是日本人的饮食逐渐欧美化，使得纤维摄取量大幅减少。战争刚结束时，日本每个人一天约摄取27克的纤维质，但现在已减少为12克。

那么，终极完美的便便到底是什么模样呢？根据兵库医科大学下山孝教授提出的说法：

“香蕉型便便切口形状良好，会沉入水中，呈金黄色，重量为100～120克。”

人体消化液无法消化的食物纤维，能够刮除肠内多余的脂肪与毒素。因此摄取的纤维愈多，就能排出量多且漂亮的便便。

便便呈现的黄褐色来自于胆汁。便秘时，由于便便停留在肠道的时间变长，因此呈现红褐、暗褐色。

焉启介教授所认为的“终极完美便便”与下山孝教授所说的略微相异。焉教授认为：“浮在水面上的便便较好”。因为“摄取大量食物纤维后易产生气体，所以便便会浮起来，数分钟后会留下泡泡，然后下沉。这就是终极完美的便便”。

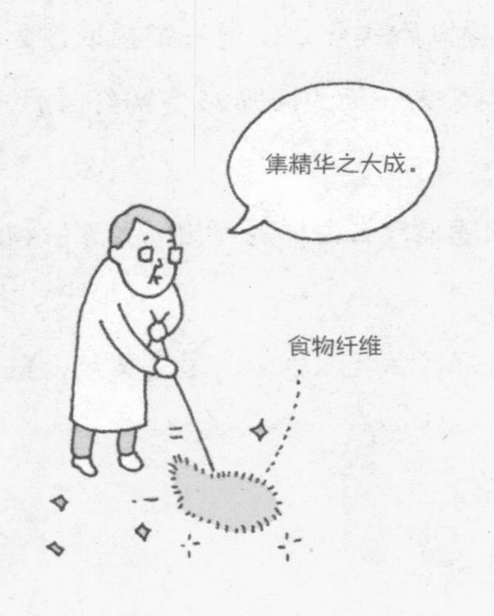

至于绘本《大家来便便》（福音馆书店）的作者——五味太郎所说的“便便通畅”，指的又是什么呢？

五味太郎指出：“一旦有‘好想便便喔……’的想法，就马上冲进厕所，专心一意地排便，而且便便数量颇多，这就是所谓的‘便便通畅’。”

便便的标准比重为 1.045 ~ 1.067，这个比重理应沉进水里，但实际上偶尔也会浮上水面，也就是当便便内含气体的时候。

曾经担任日本“读卖巨人”领队的水原茂先生，在庆应义塾大学棒球社领队任内，经常询问先发投手：“早上的便便下沉或浮起？”

如果先发投手回答“浮起来”，水原茂先生就会让救援投手提早热身准备。

今天的便便
上浮还是下沉?
水原茂
Shigeru Mizuhara
1909 → 1982

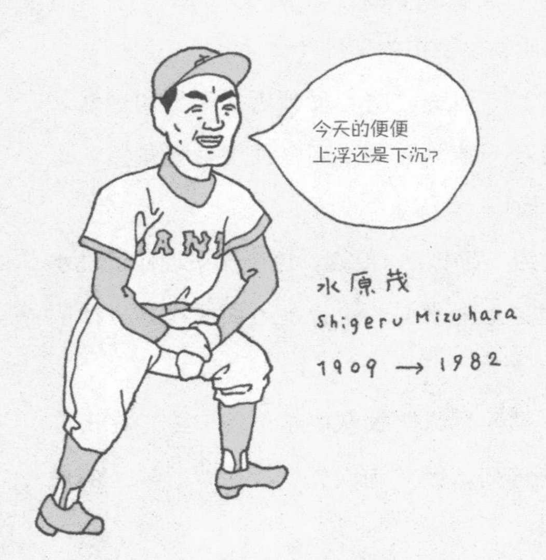

便便浮起来，显示饮食中摄取大量纤维，因此容易在肠道中发酵、腐败，进而产生气体。

便便下沉则表示主要摄取的物质为动物性蛋白。

水原先生认为，不论如何，便便下沉代表投手当天体力充足，不用过于担心，而他的想法是正确的。

便便的状态和饮食及身体运作有相当关联，因此想排出美丽的便便，就必须注重饮食与身体状况。

我心目中“终极完美便便”的条件如下：

便便约有三条香蕉的分量，切口很清楚，硬度则近似牙膏或味噌，呈现黄褐色，并带有轻微的气味，缓慢沉入水中。这就是理想的终极完美便便。

一根香蕉约重 100 克，理想的便便约重 300 克。以肉食为主的人，一次约排出一条香蕉的分量，一开始体力可能很充足，但久而久之身体便渐渐不适。在硬度方面，便便的理想含水量约为 75%，含水量高达 90%，就算腹泻。

现代社会的压力无所不在，想排出“终极完美便便”也愈来愈难。肠道一向被称为“会思考的内脏”，因此脑中正在思考的事情，会立即传导至肠道。也就是说，当大脑承受了压力，便会立刻反映在肠道中，因而产生许多症状。因此，想追求“终极完美便便”，仍然需要更进一步的努力。

POSES of UNCO 2

UNCO KNOWLEDGE

便便大学问 3

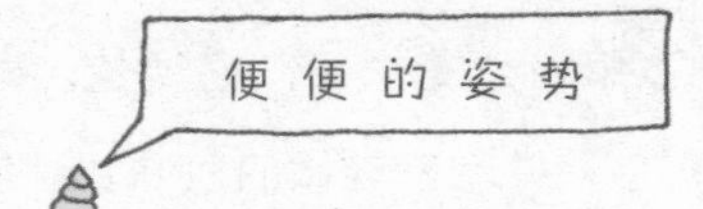

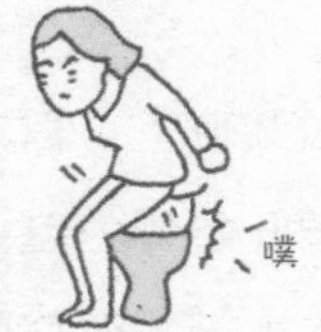

轻轻排出来。

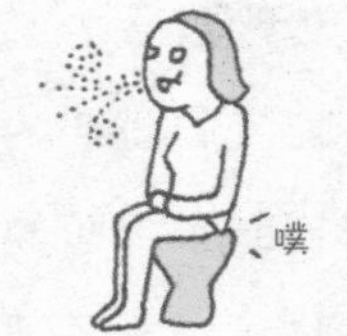

边吐气
边排便。

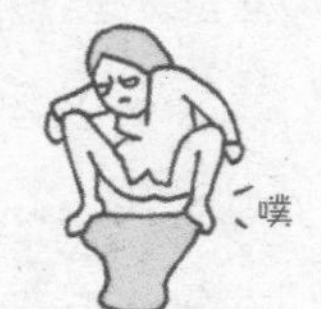

小时候被罚
半蹲的感觉。

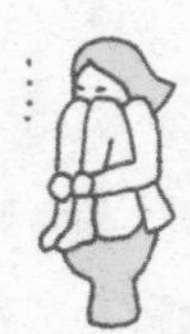

缩在马桶上。

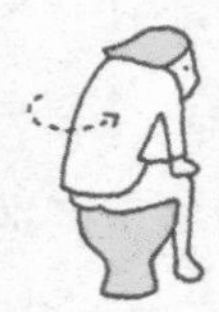

换个心情。

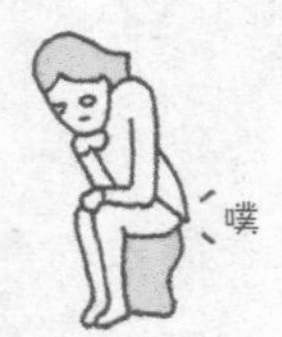

边思考人生
边排便。

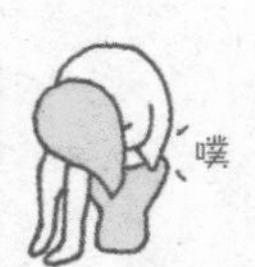

仔细观察
拉出来的情形。

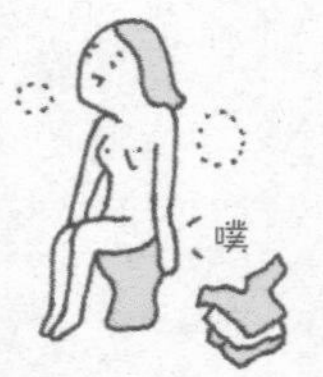

偶尔裸体便便。

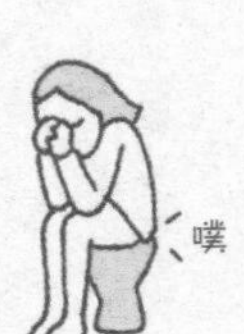

边祷告
边排便。

便便
UNCO BALANCE
便便的平衡

“保持均衡非常重要”，这句话似乎一语道尽各种情况。
但对于如何确切实行，多数人还是一头雾水。

观察自己的身心状态，配合环境与心情起伏保持生活的均衡，
虽然这么做的确具有显著效果，
但重点还是在于制作便便的地方——肠道。

“肠道是第二个脑”。

如果脑负责心理，肠道则负责身体。
脑和肠道的存在相当类似，
只要一紧张，马上就想拉肚子；忙碌一点就会便秘。
肠道状态良好的人，脑部情况也相当不错，注意力集中，
个性也较为活泼。健康生活的关键在于肠道。
话虽如此，单单拥有肠道健康也不够。
头脑疲惫的时候，心情也会受影响，肠道会立即呈现衰弱状态。
肠道和脑部状况俱佳，才是最健康的生理状态。

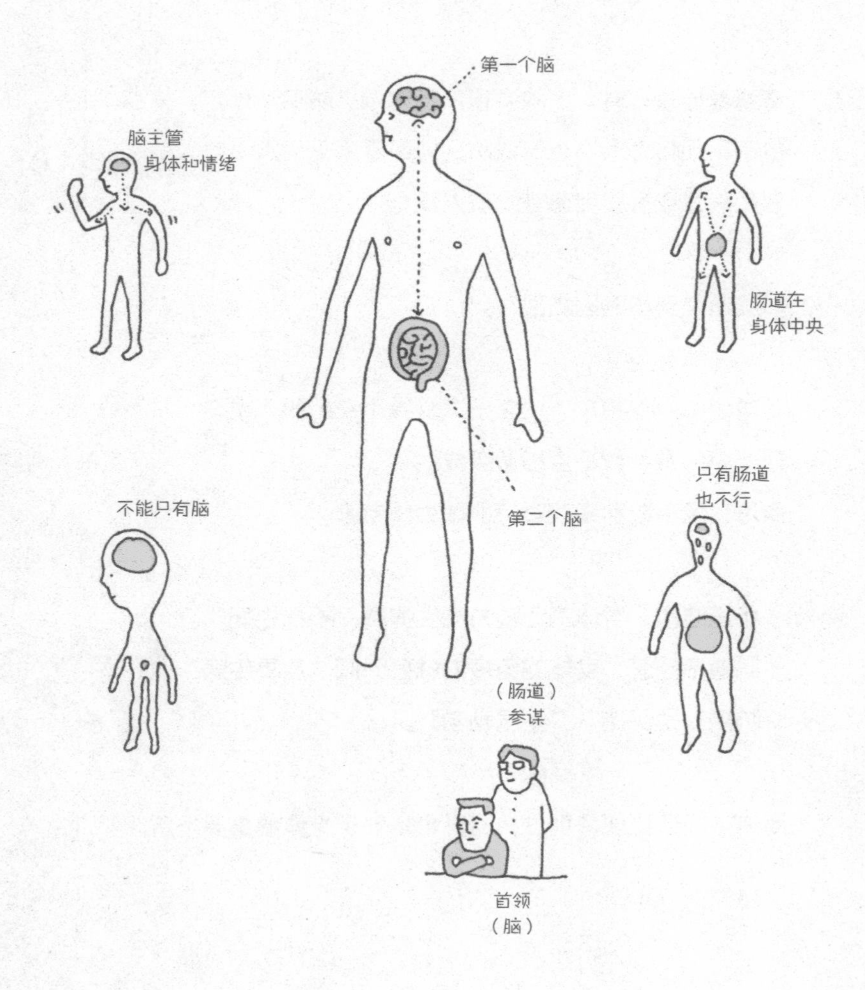
第一个脑
脑主管
身体和情绪
肠道在
身体中央
不能只有脑
第二个脑
只有肠道
也不行
（肠道）
参谋
首领
（脑）

遭到暴徒攻击时，大脑会指示身体做出防卫动作。
但不论如何思考，也无法防止肉眼看不见的微小敌人，
例如病毒或有害细菌等物质入侵身体。

“肠道是身体的国防部”。

肠道能有效保护身体，免于遭受微小敌人的入侵。
便便中约有半数是由细菌组成。
肠道就像不断和细菌对峙的微生物专家。

“肠道健康，身体的免疫力就会提高，不易生病”。
“肠道不健康，身体的免疫力就会降低，容易生病”。
“防御”“保持”“生气勃勃”。

肠道是制造便便的地方，同时也是守护身体的重要场所。

肠道的 3P

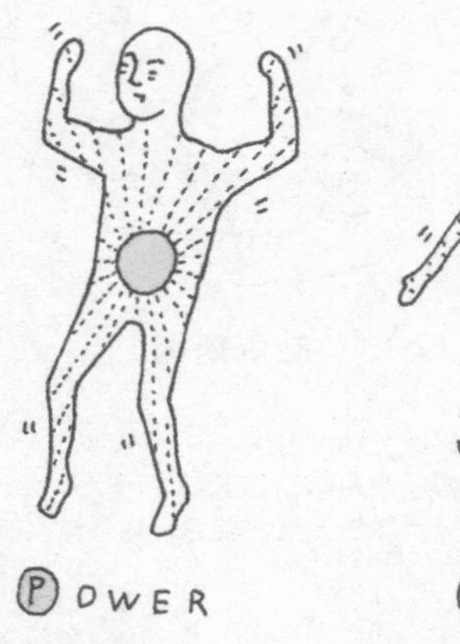

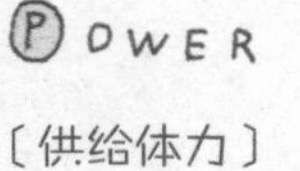

〔供给体力〕

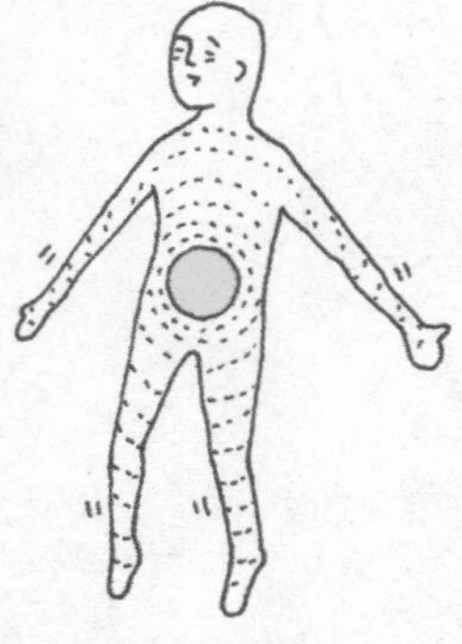

PEACE

〔维持健康〕

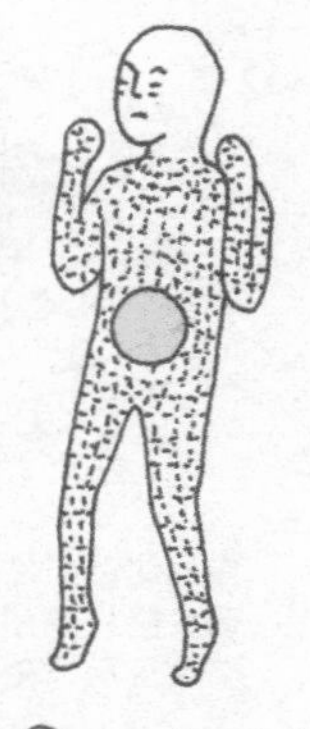

PROTECT

〔抵御细菌〕

BAD
坏菌

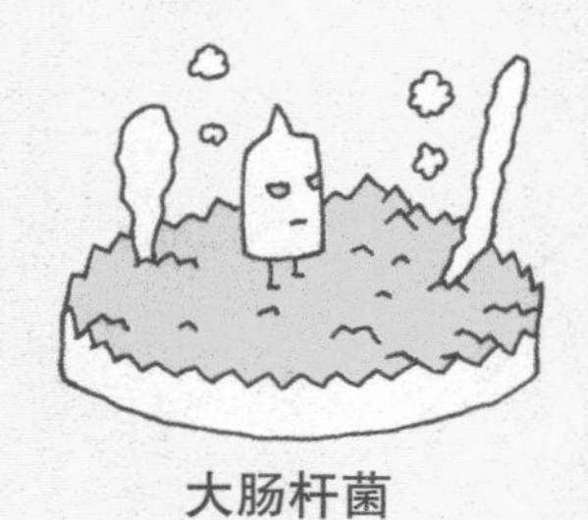

大肠杆菌

数量过多虽然会令肠道蠕动变差
但大肠杆菌却是
防御外来坏菌的强大保镖

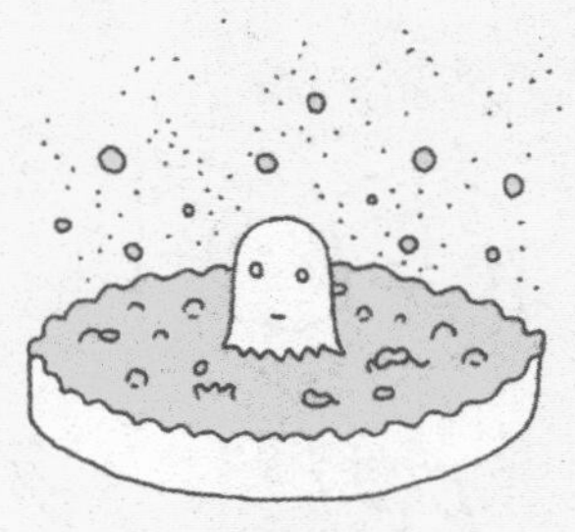

威尔斯菌

令大肠中的物质腐败
产生致癌及有害物质
此菌一旦增生，便便就会带有强烈臭味

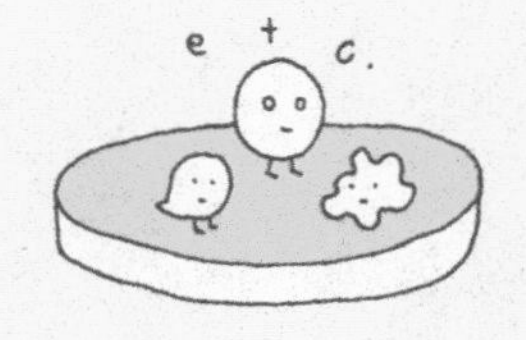

日和见菌

不算坏菌也不是好菌
健康时并不会对身体产生任何影响
可是一旦坏菌增加，此菌种便会加速坏菌恶化

SPECIES OF BACTERIA

细菌的种类

GOOD

好菌

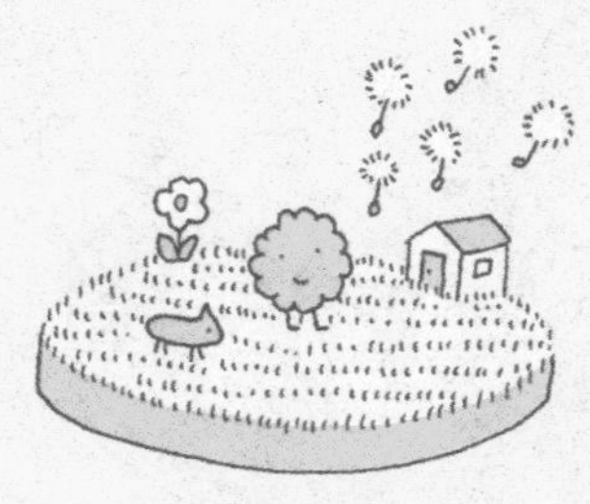

乳酸菌

极度和善的体内居民
能促进肠道活性，帮助消化
并提高免疫力

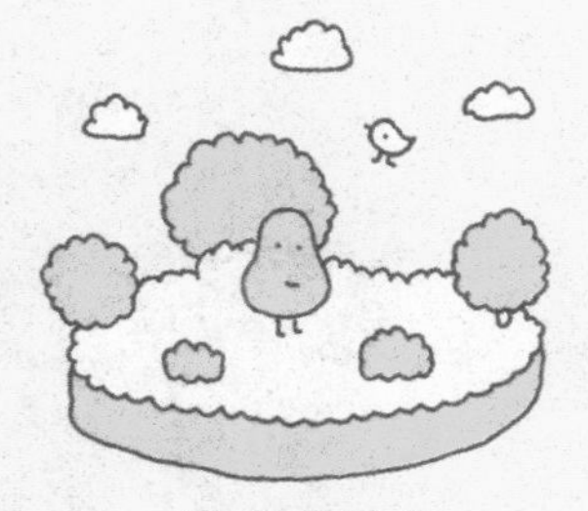

比菲德氏菌

具整肠作用，制造维生素
且能抑制有害物质生成
对美容与健康而言，都是很重要的好菌

肠道中有各式细菌，目前所知约有 500 种、100 兆个以上的细菌。
上述只介绍其中代表性的几种。
这几类细菌大都能够清楚地区分为“好菌”或“坏菌”。
好菌增加，肠道运作情况就会好转。反之，肠道运作就会变差。
但身体在某种程度上还是需要坏菌，因为他们具有抵御外来细菌的重要功能。
因此，维持肠道中好菌与坏菌的平衡非常重要。

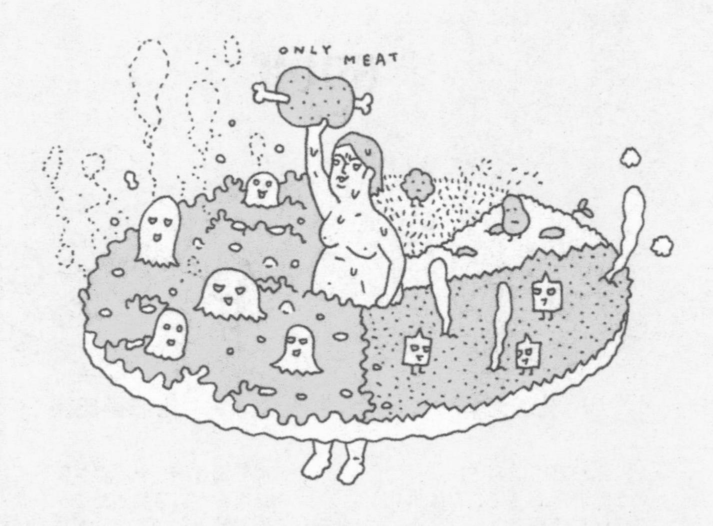

BAD

坏菌遍布

上图是“肉食主义者”的肠道图。坏菌势力范围庞大，
乳酸菌和比菲德氏菌则相对稀少。
如果威尔斯菌的数量增加，便便会出现恶臭。
坏菌产生的有害物质还会加速老化，容易导致疾病，
心生焦虑，皮肤和头发也会粗糙枯黄。

BALANCE OF BACTERIA
细菌的均衡

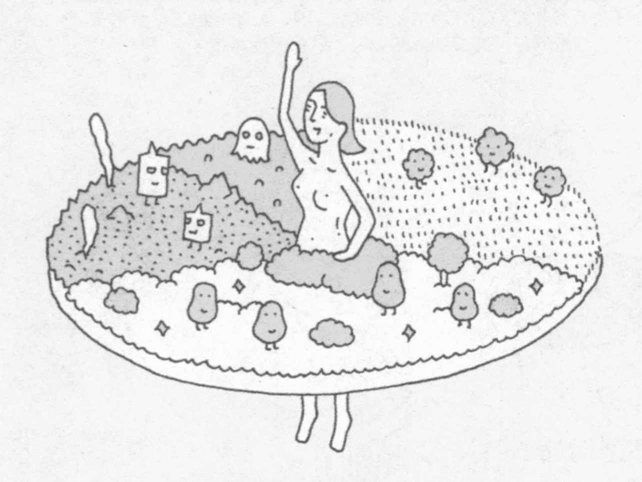

GOOD
好菌多多

体内的好菌势力庞大时，便形成富饶的细菌乐园。
便便柔软，免疫力提高，对疾病有良好的抵抗力。
心情稳定，皮肤也呈现健康光泽。
“好菌多多，日和见菌适量，坏菌稀少”，
这就是肠道中最理想的均衡状态。

FOOD BALANCE

坏菌及好菌的平衡取决于饮食与生活压力

坏菌和好菌之间的平衡关系，会由于饮食或人际关系等造成的压力有所变化。食用足以作为坏菌养分的食物，坏菌数量便直线上升；反之，好菌则会增加。另外，当生活压力导致胃部和肠道的运作变差，坏菌也会增加。

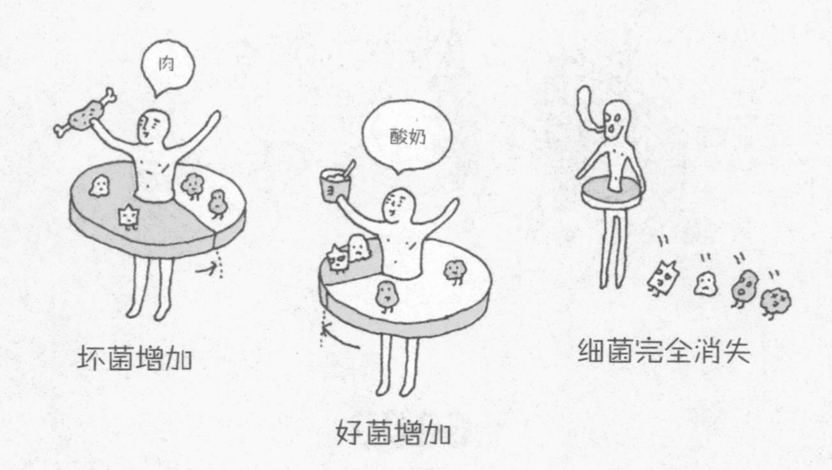

细菌的养分

乳制品与食物纤维中存在大量好菌的养分。
胃部无法完全消化的肉类，则成为坏菌的温床。
如果完全不进食，细菌就无法获得养分，
数量减少，活动力降低，免疫力下降。

BALANCE INDEX

偏食目录

偏食会对健康造成什么影响呢？以下列出几种极端个案，
经由这些例子观察肠道中好菌与坏菌的平衡关系。

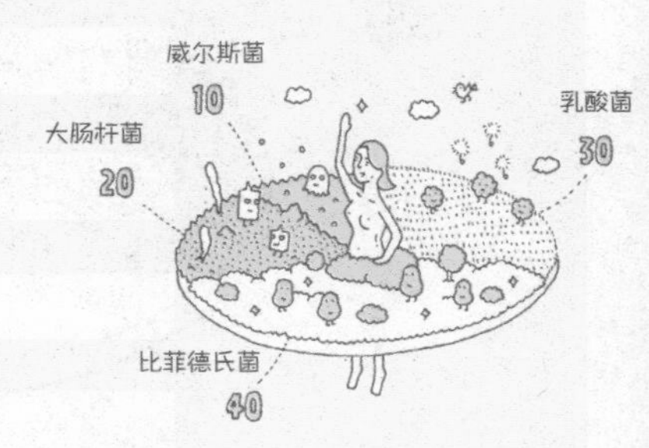

图说

腰间饼图表为体内细菌比例
表上图示则为肠道状态
图形图表面积相当于体内细菌总数
将“无懈可击的健康典范”视为 100
以此区分各式菌种所占比例
体内细菌总和愈少
则图形图表的面积也愈小

SAMPLE

01 无懈可击的健康典范

GRADE

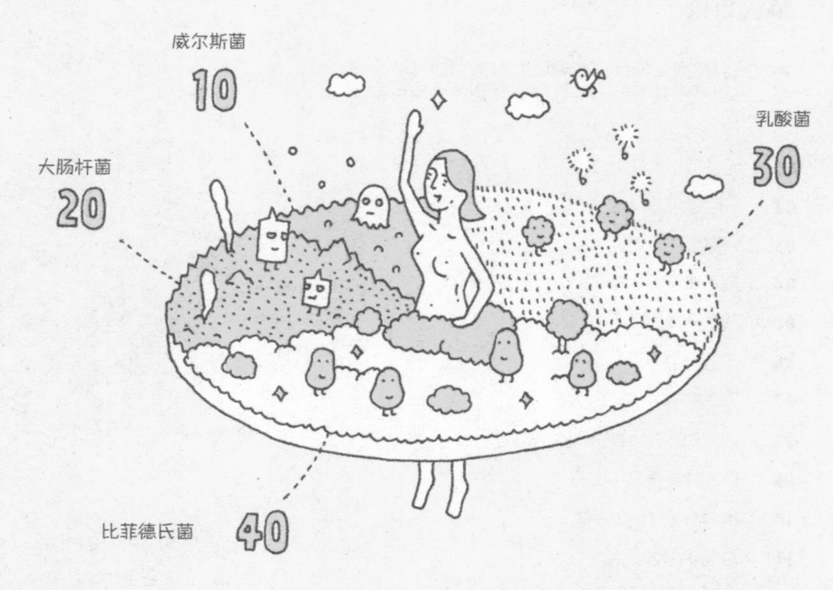

COMMENT

好菌与坏菌数量相当，但整体而言好菌稍多。
非常理想的平衡状态，具高度免疫力，所以不容易生病。

体　型	GOOD！！	乳酸菌	30	便便的状态 最完美的便便， 几乎闻不到臭味
肌·发	GOOD！！	比菲德氏菌	40	
营　养	GOOD！！	大肠杆菌	20	
疾　病	NOTHING！！	威尔斯菌	10	
年龄层	ALL	好菌的营养	充足	

[继续保持现在的完美状态]

02 SAMPLE

只吃鱼

GRADE ★★★☆☆

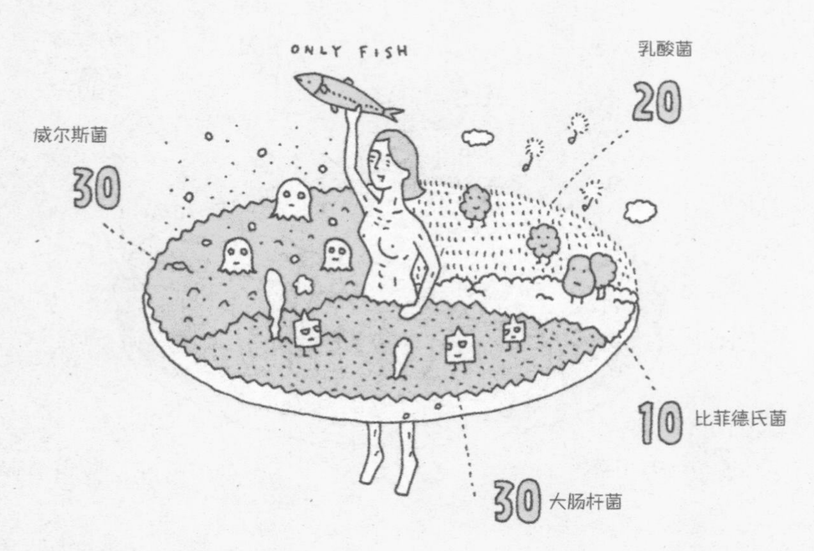

COMMENT

即使坏菌想增加数量，
但在好菌的抵抗之下也徒劳无功。

体　型	匀称、肌肉体质	乳酸菌	20	便便的状态 形状很细，有油臭味，粒状的便便，有鱼腥味	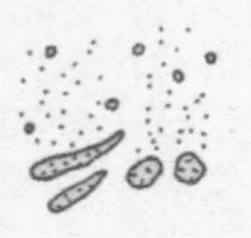
肌·发	容易出油，皮肤和头发会泛油光	比菲德氏菌	10		
营　养	摄取大量蛋白质和碳水化合物	大肠杆菌	30		
疾　病	要注意重金属中毒	威尔斯菌	30		
年　龄	在各个年龄层的男女当中都算少数	好菌的营养	无		

[也要吃米饭]

SAMPLE

03 只吃肉（红肉）

GRADE

★★☆☆☆

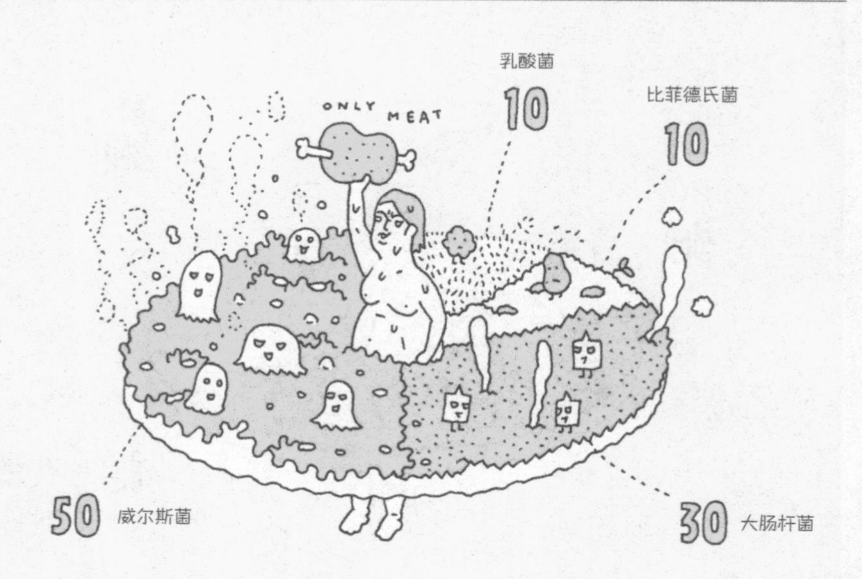

COMMENT

坏菌数量增加，便便散发出臭味，免疫力也跟着降低。
性格变得粗暴易怒，也愈来愈没有耐心。

体　型	啤酒肚	乳酸菌	10	便便的状态
肌·发	散发出动物般的臭味，头发变得很油腻	比菲德氏菌	10	颗粒状便便
营　养	摄取过多的蛋白质及脂肪，碳水化合物偏少	大肠杆菌	30	非常臭、量少偏油
疾　病	动脉硬化，心肌、脑梗死，大肠癌，痛风	威尔斯菌	50	便秘的倾向
年　龄	好发生于 30 ~ 40 岁的男性	好菌的营养	无	常放屁

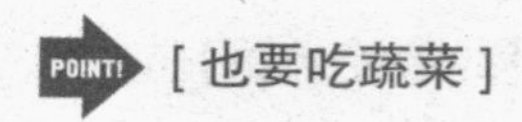

[也要吃蔬菜]

04

SAMPLE

只吃蔬菜

GRADE

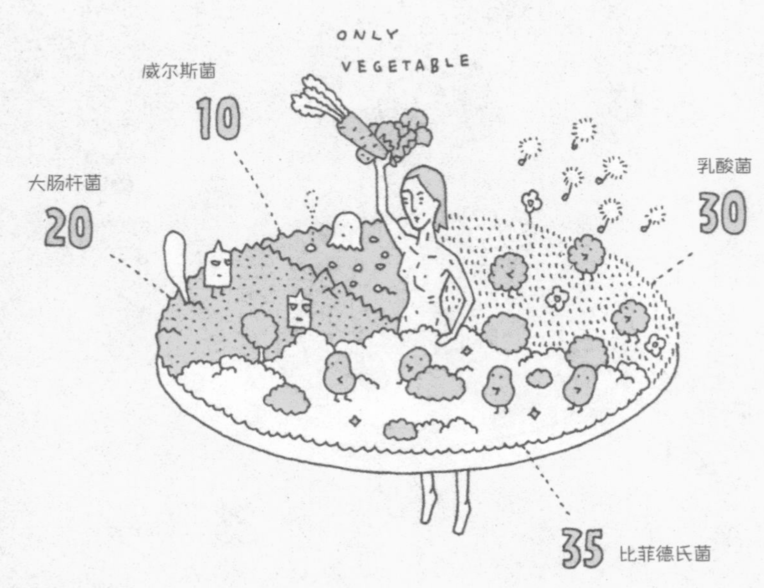

COMMENT

蔬菜成为好菌繁殖的营养来源。好菌增加之后消灭坏菌，所以也提升了免疫力。性格变得温和，只不过体力稍嫌不足。

体 型	消瘦	乳酸菌	30	便便的状态	
肌·发	状态还不错，但较无光泽	比菲德氏菌	35	便便很大、软硬	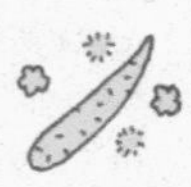
营 养	易疲累。大多摄取碳水化合物，脂肪不足	大肠杆菌	20	掺杂的	
疾 病	贫血、低血压	威尔斯菌	10	香蕉形、几乎无	
年 龄	好发于年轻女性	好菌的营养	多	味道	

[体力不足，不宜吵架]

05 SAMPLE 只吃米饭

GRADE ★★★★☆

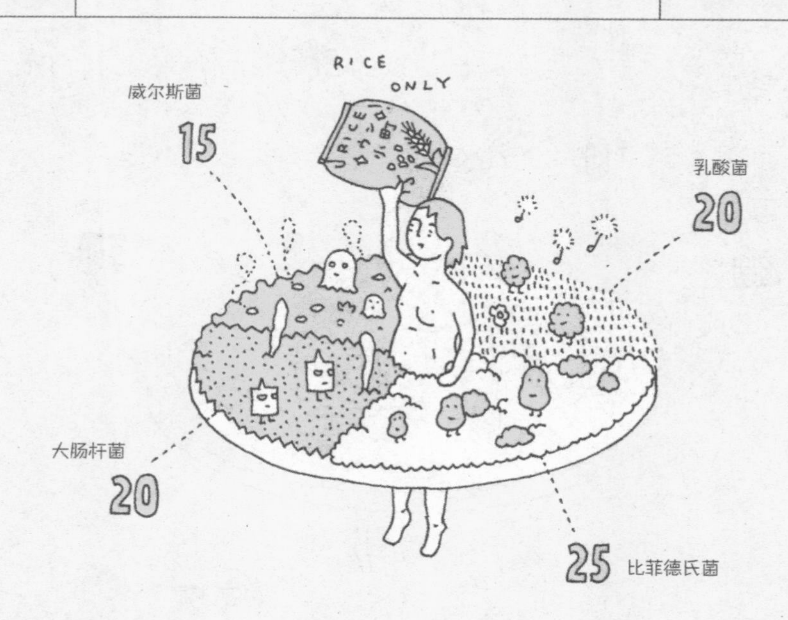

COMMENT

细菌数量很多。虽然好菌数量较多，但坏菌也不断地扩张势力范围。
持久力不足。容易喝醉。维生素也不足。

体　型	下半身肥胖	乳酸菌	20	便便的状态 数量众多的 泥状便便	
肌·发	看起来很粗糙	比菲德氏菌	25		
营　养	只摄取碳水化合物，维生素不足。	大肠杆菌	20		
疾　病	神经痛	威尔斯菌	15		
年　龄	好发于老年期的男女	好菌的营养	偏少		

[注意维生素摄取不足的情况]

SAMPLE

06 只吃面包

GRADE

★★★☆☆

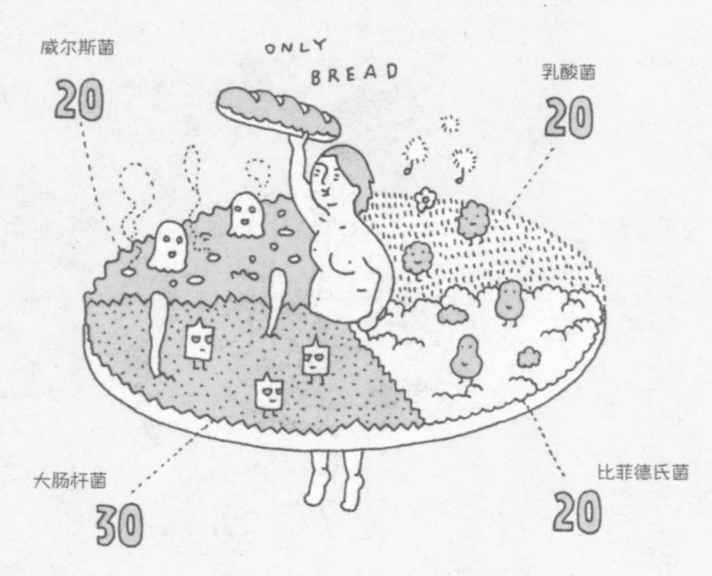

COMMENT

跟“只吃米饭”的情况相比，好菌数量显得较多。是好菌和坏菌互相对抗的状态。因为狼吞虎咽，没运动到下巴，脸型变圆。肌肤状态不好，也缺乏持久力。

体　型	丰盈肉多	乳酸菌	20	便便的状态 数量稍多的 泥状便便
肌·发	看起来很粗糙	比菲德氏菌	20	
营　养	只摄取碳水化合物，维生素不足。	大肠杆菌	30	
疾　病	神经痛、糖尿病	威尔斯菌	20	
年　龄	好发于年轻女性	好菌的营养	少许	

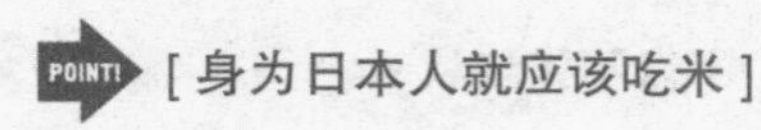

[身为日本人就应该吃米]

SAMPLE
07 只吃零食

GRADE

★☆☆☆☆

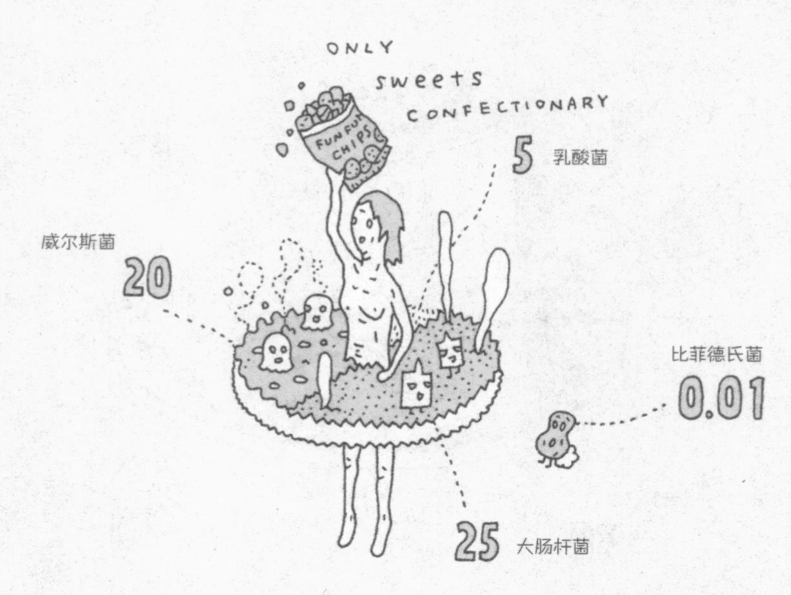

COMMENT

整体细菌量非常少，几乎都是坏菌的天下。好菌减少了，
免疫力也跟着降低。缺乏体力，整个人的气势都不见了。性格也变得易怒。

体　型	非常细长纤弱	乳酸菌	5	便便的状态
肌·发	肌肤粗糙，头发也非常干涩	比菲德氏菌	0.01	消化不良
营　养	碳水化合物过多，蛋白质、维生素不足	大肠杆菌	25	会便秘或拉肚子
疾　病	所有病症，特别是糖尿病	威尔斯菌	20	
年　龄	好发于 10 ~ 20 岁的女性	好菌的营养	无	

[皮肤粗糙，不得不化浓妆]

SAMPLE

08 只吃便利店食物，快餐或泡面

GRADE

★☆☆☆☆

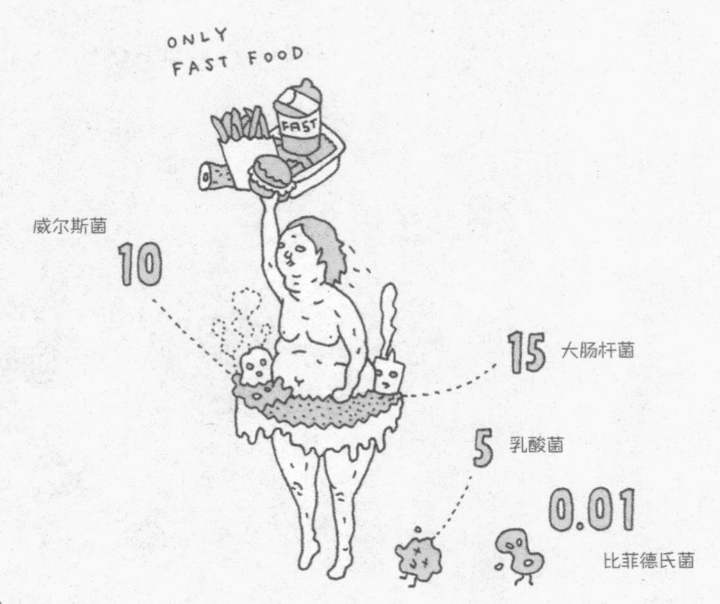

COMMENT

好菌几乎全被消灭，剩下的几乎都是坏菌，数量也不多。含有食品添加物，高盐，防腐剂，杀虫剂等的食品，属高胆固醇类，易引发糖尿病。免疫力也会降低。

体　型	肥胖，松软丰满	乳酸菌	5	便便的状态 便便很硬 呈颗粒状	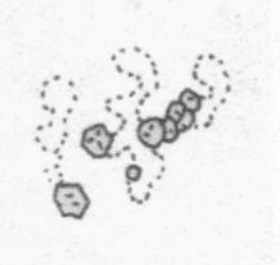
肌·发	肌肤和头发都很粗糙	比菲德氏菌	0.01		
营　养	食物纤维、维生素、矿物质不足	大肠杆菌	15		
疾　病	血液浑浊，易患癌	威尔斯菌	10		
年　龄	好发于年轻男女	好菌的营养	无		

[和另一半一起做菜吧]

SAMPLE

09 只吃健康食品

GRADE ★★☆☆☆

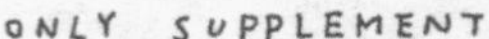

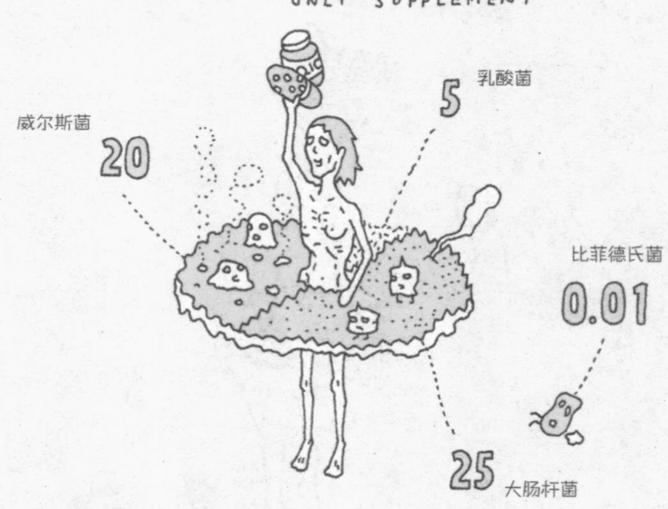

COMMENT

所有的细菌活动力都不强。好菌没有获得充足的营养。坏菌虽然数量多，但是一样活动力不强。光吃健康食品，却不吃真正的食物，这样精神容易变得不稳定。

体　型	体质僵硬	乳酸菌	5	便便的状态 颗粒状
肌·发	粗糙不堪	比菲德氏菌	0.01	
营　养	碳水化合物过多，蛋白质、脂肪不足	大肠杆菌	25	
疾　病	因压力造成自律神经不稳定	威尔斯菌	20	
年　龄	好发于年轻女性到中年女性	好菌的营养	无	

[改吃真正的料理吧]

SAMPLE

10 因为减肥什么都不吃

GRADE

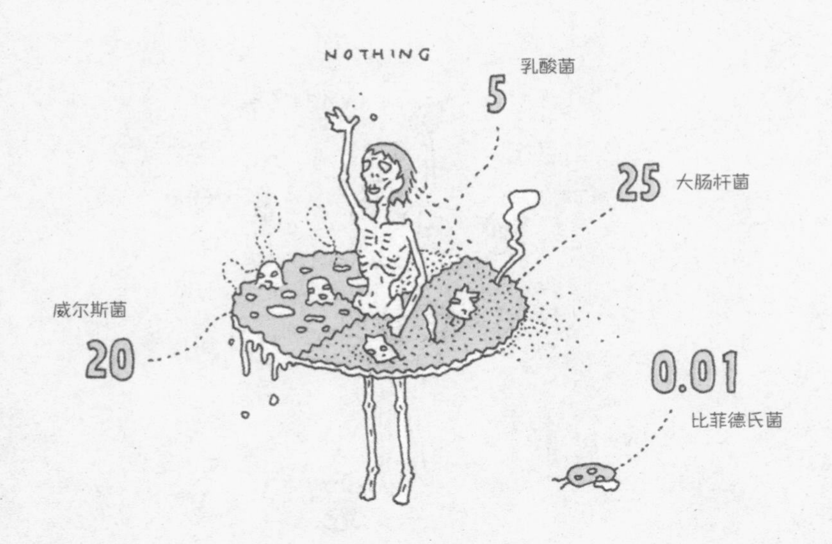

COMMENT

已经是细菌无法栖息存留的状态了。除了坏菌，
几乎没有什么其他的细菌。不仅免疫力降低，也容易引发精神疾病。

体　型	体质僵硬，骨瘦如柴	乳酸菌	5	便便的状态
肌·发	非常粗糙	比菲德氏菌	0.01	非常僵硬
营　养	营养失调	大肠杆菌	25	有时呈现黑色
疾　病	感染症、暴食症、忧郁症	威尔斯菌	20	
年　龄	好发于减肥的年轻女性	好菌的营养	无	

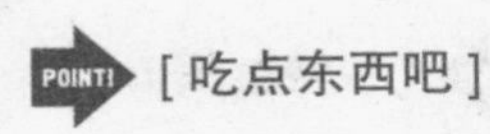

[吃点东西吧]

SAMPLE

11 过度使用通便剂

GRADE ☆☆☆☆☆

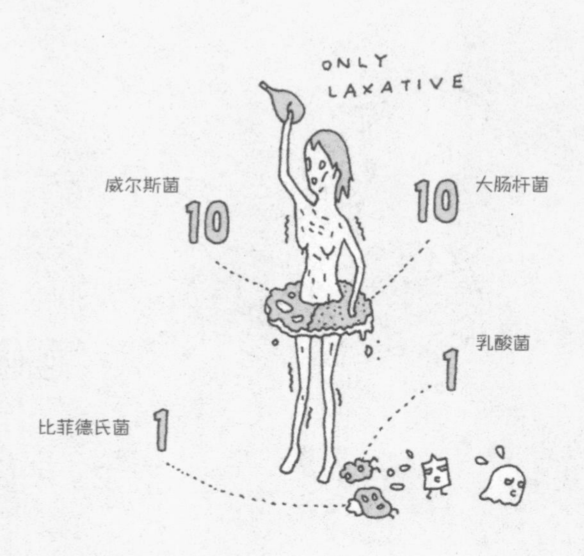

COMMENT

因为拉肚子的关系，细菌渐渐流失，造成肠道内没有细菌栖息。
也没有任何东西在肠子里面，免疫力也跟着降低，非常危险。

体　型　无血色的虚弱体质	乳酸菌	1	便便的状态 像粥一样稀软的便便（接近腹泻）	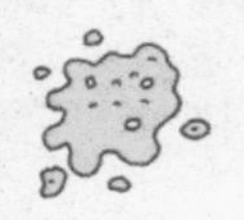
肌·发　非常粗糙	比菲德氏菌	1		
营　养　营养失调	大肠杆菌	10		
疾　病　感染症、肠胃炎	威尔斯菌	10		
年　龄　几乎涵盖所有年龄层	好菌的营养	无		

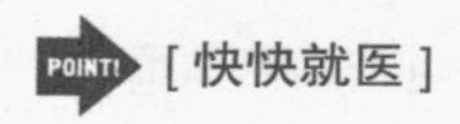

[快快就医]

SAMPLE

12 过度洗肠

GRADE ☆☆☆☆☆

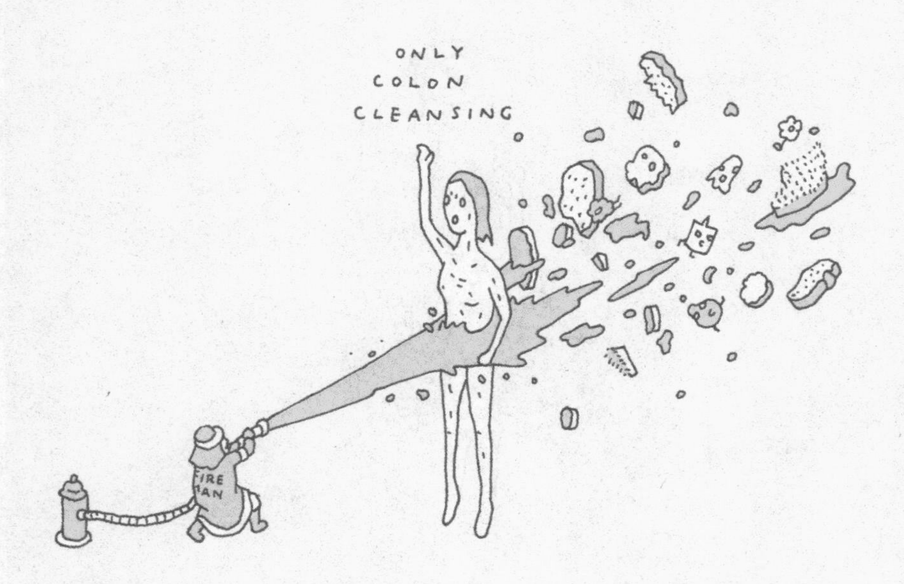

COMMENT

必要的肠内细菌和细胞全都流出体外。施行完疗程以后，坏菌会更容易繁殖成长。虽然有人说此种疗程可以清除“宿便”，但在医学上却没有根据。

				便便的状态
体　型	纤细	乳酸菌	无	没有便便，所有的东西都随着水液流出，一点也不剩
肌·发	无血色，头发也非常粗糙	比菲德氏菌	无	
营　养	维生素和矿物质不足	大肠杆菌	无	
疾　病	有因肛门受伤导致痔疮的危险	威尔斯菌	无	
年　龄	好发于外国名人	好菌的营养	无	

POINT! [尝试接受不干净的自己]

SAMPLE

13 压力过大

GRADE

★☆☆☆☆

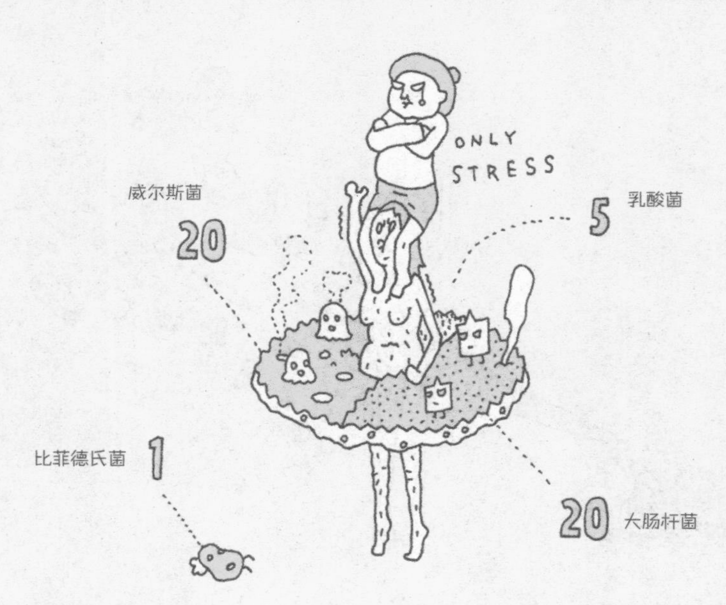

COMMENT

坏菌处在绝对优势的状态之中。全体细菌的数量减少。
尤其是好菌的数量减少最多，免疫力也跟着降低。

体　型	纤瘦或肥胖型	乳酸菌	5	
肌·发	非常干燥	比菲德氏菌	1	便便的状态
营　养	维生素和矿物质不足	大肠杆菌	20	有时呈颗粒状
疾　病	胃溃疡、心肌梗死、精神官能症	威尔斯菌	20	有时呈泥状
年　龄	好发于努力拼命的压力人群	好菌数量	大致具备	

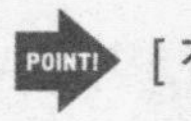

[有话直说]

SAMPLE

14 饮食不规律

GRADE

★☆☆☆☆

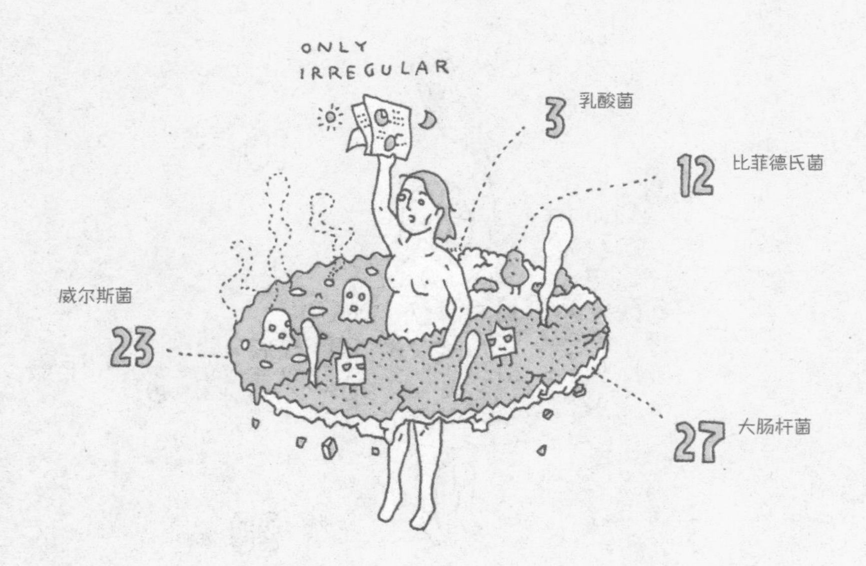

COMMENT

饮食不规律会造成好菌所需营养不足，还会被坏菌消灭。因为进食时间无法固定，一有空就拼命吃，让身体变得容易肥胖。精神状态也不稳定，免疫力也跟着降低。

体　型	微胖	乳酸菌	1~5	便便的状态
肌·发	有点粗糙	比菲德氏菌	5~15	香蕉状→泥状
营　养	营养不均衡	大肠杆菌	25~30	→颗粒状→最
疾　病	肠胃炎	威尔斯菌	20~25	后造成便秘
年　龄	好发于 20 ~ 40 岁的上班族	好菌的营养	不稳定	

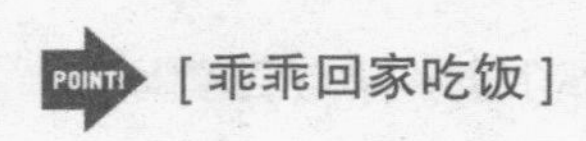

POINT! [乖乖回家吃饭]

15 SAMPLE

只喝酒

GRADE ★★☆☆☆

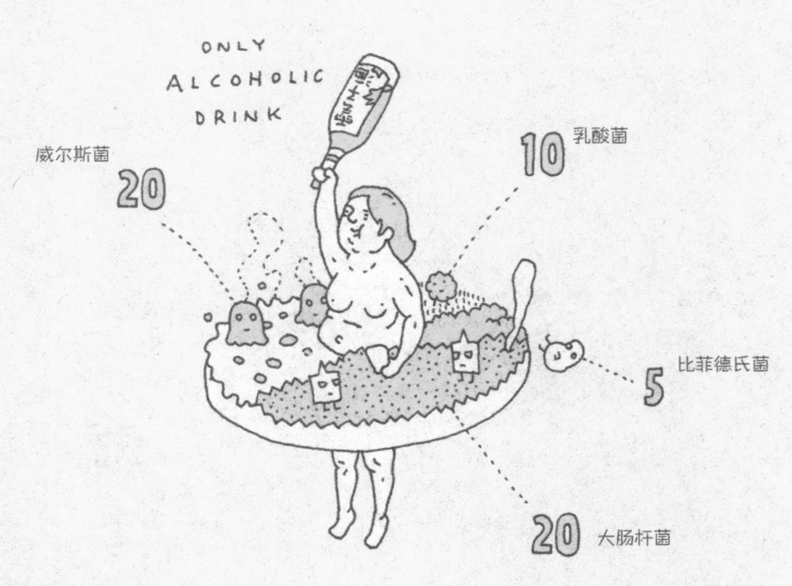

COMMENT

全体细菌的数量都很少，但坏菌数量偏多。因为好菌变少，免疫力也随之减弱。适量饮酒可让人放松愉快，但饮酒过度则会伤身。

				便便的状态
体　型	肥胖、满脸通红	乳酸菌	10	像粥一样稀软的便便（接近腹泻）
肌·发	非常油腻	比菲德氏菌	5	
营　养	极度偏食	大肠杆菌	20	
疾　病	维生素、纤维不足，肝脏疾病，高血压	威尔斯菌	20	
年　龄	好发于 30 ~ 50 岁	好菌的营养	无	

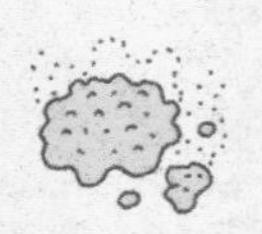

[偶尔也要早点回家啊]

16 SAMPLE 只抽烟（老烟枪）

GRADE

★☆☆☆☆

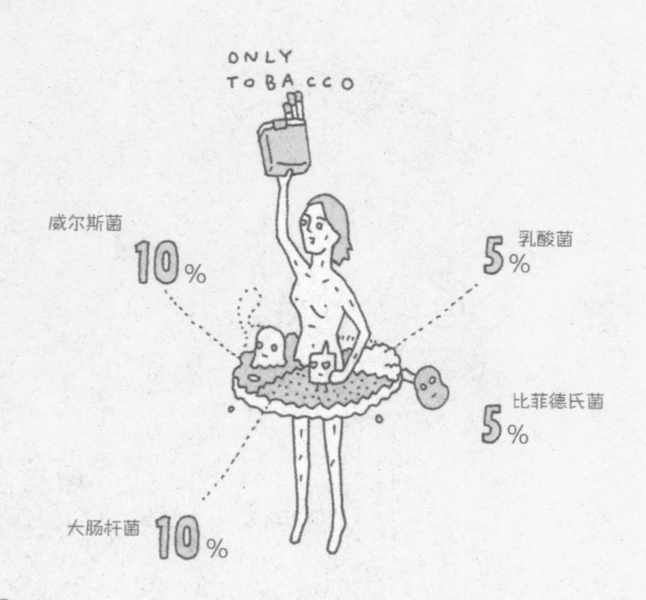

COMMENT

好菌数量虽然少，但坏菌也不多，是细菌无法栖息在体内的状态。有些人便秘时只要抽烟就可以顺利排便，但香烟会使肠胃受到刺激，所以还是应该戒烟。

体　型	纤细瘦小	乳酸菌	5	便便的状态
肌·发	非常粗糙	比菲德氏菌	5	颗粒状
营　养	维生素、矿物质都偏向不足	大肠杆菌	10	
疾　病	动脉硬化、脑梗死、高血压	威尔斯菌	10	
年　龄	好发于 20 岁以后开始抽烟的人	好菌的营养	无	

[买口香糖，开始戒烟]

17 SAMPLE

只喝提神饮料

GRADE ★☆☆☆☆

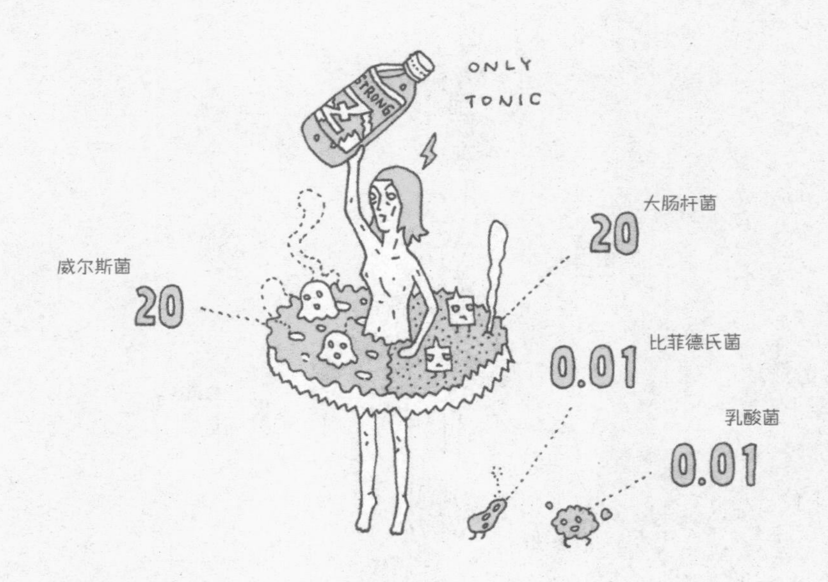

COMMENT

虽然坏菌占了优势，但数量也渐渐减少。正因为提神饮料可以增加血压和心脏的脉搏，所以身体缺乏自行运作的能力。变得易怒、心情不佳，很快就会病倒。

体　型	纤细瘦长，但眼神却异常锐利	乳酸菌	0.01	便便的状态 湿湿软软的，非常臭
肌·发	发量很多，但皮肤暗沉	比菲德氏菌	0.01	
营　养	完全失调	大肠杆菌	20	
疾　病	有发生高血压、心肌梗死、脑卒中的危险	威尔斯菌	20	
年　龄	好发于中高年龄的男性	好菌的营养	无	

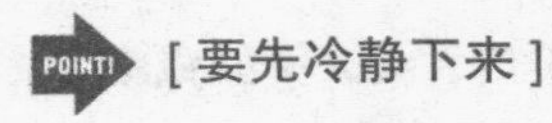

[要先冷静下来]

SAMPLE

18 只吃酸奶

GRADE

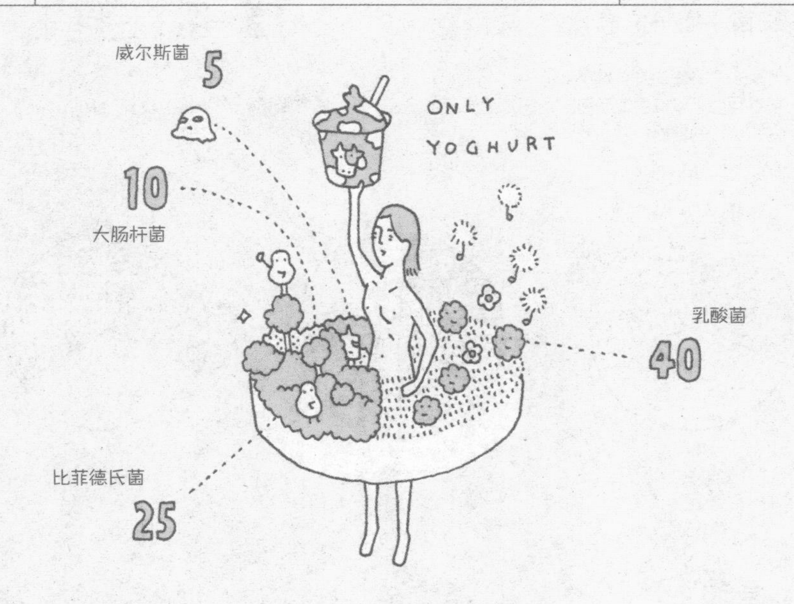

COMMENT

好菌占了绝对优势。但只要粗心忘了继续吃酸奶，坏菌数量就会急速增加。容易有饥饿感，因为营养不足，然后就会突然暴饮暴食，常常觉得体力不支。

体　型	纤瘦型	乳酸菌	40	便便的状态 细细软软
肌·发	皮肤很白，发质很细	比菲德氏菌	25	
营　养	营养失调	大肠杆菌	10	
疾　病	容易营养失调	威尔斯菌	5	
年　龄	好发于年轻女性	好菌的营养	大量	

[不要舔酸奶盖的背面]

BALANCE RANKING

细菌平衡一览表

“偏食”会影响身体健康。
请参照以下以偏食型态制作而成的图表，
对照自己的饮食生活。

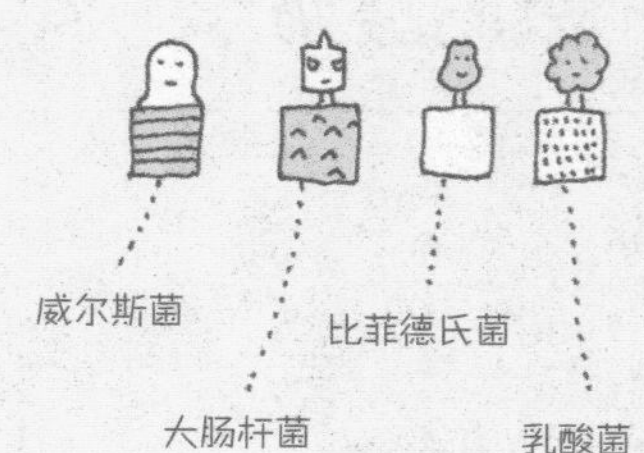

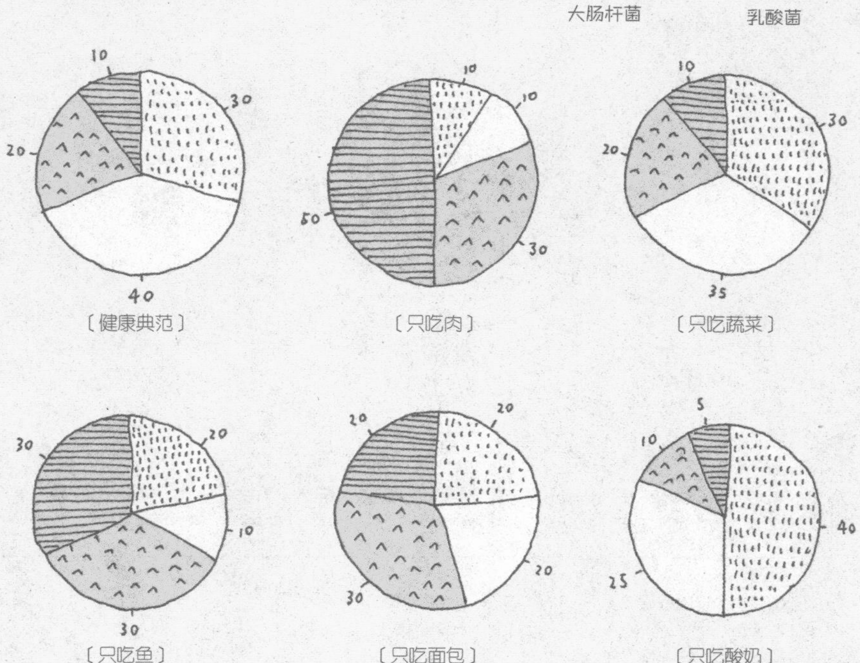

※ 图表中的数字以“健康典范”体内栖息的细菌为基准，
对照出偏食者体内的细菌分布状态。

食用乳制品以及含有丰富纤维的食物，体内乳酸菌就会增加。
Oligo 糖能够成为比菲德氏菌成长的养分，促进比菲德氏菌增长。
一旦发觉体内坏菌数量增多，就应该多吃乳制品或含有 Oligo 糖的食物。

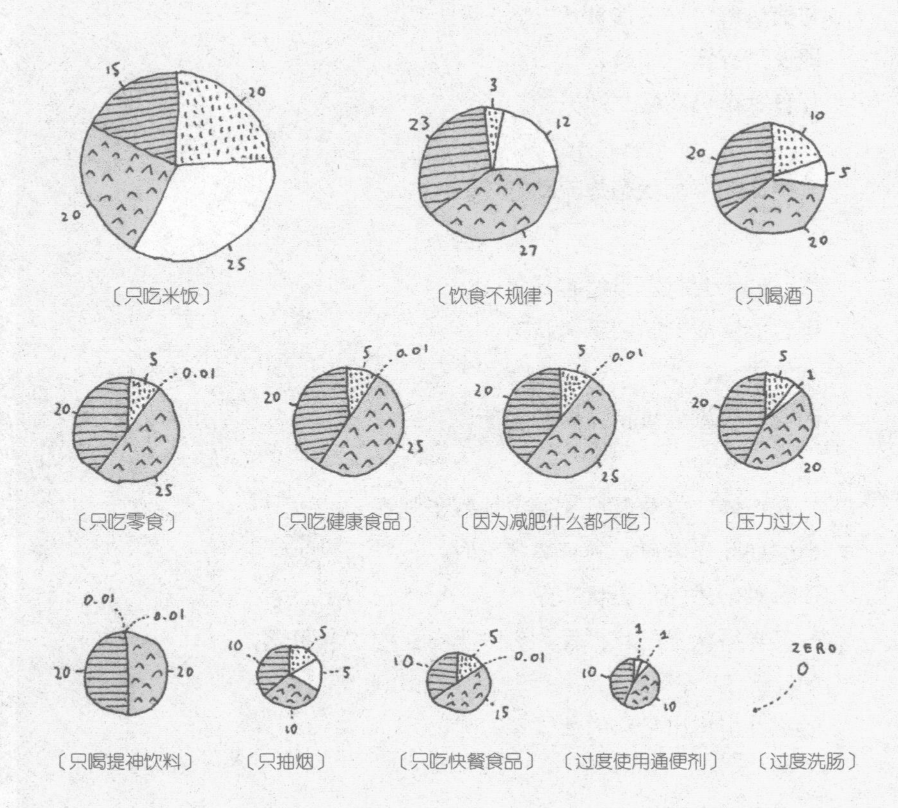

前面讲解了许多偏食状况，
即使只有偶尔偏食，
营养状态仍然会立即失衡。

“身体的平衡状态是流动的”。

流动的平衡状态虽然容易失衡，
但也能够立刻回归平衡状态。
有好有坏，
因此必须好好维持体内的平衡。

“现在体内好菌与坏菌哪个比较多呢？”
当你如此思考自己的身体状况时，
请参看前述的平衡状态图。
一旦觉得状况恶化，就立刻改正自己的饮食习惯，
如此一来，
就不会再排出糟糕的便便了。

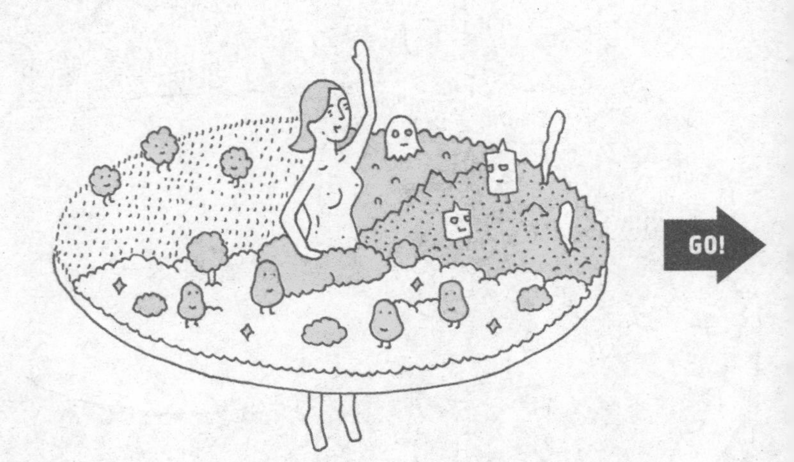
GO!

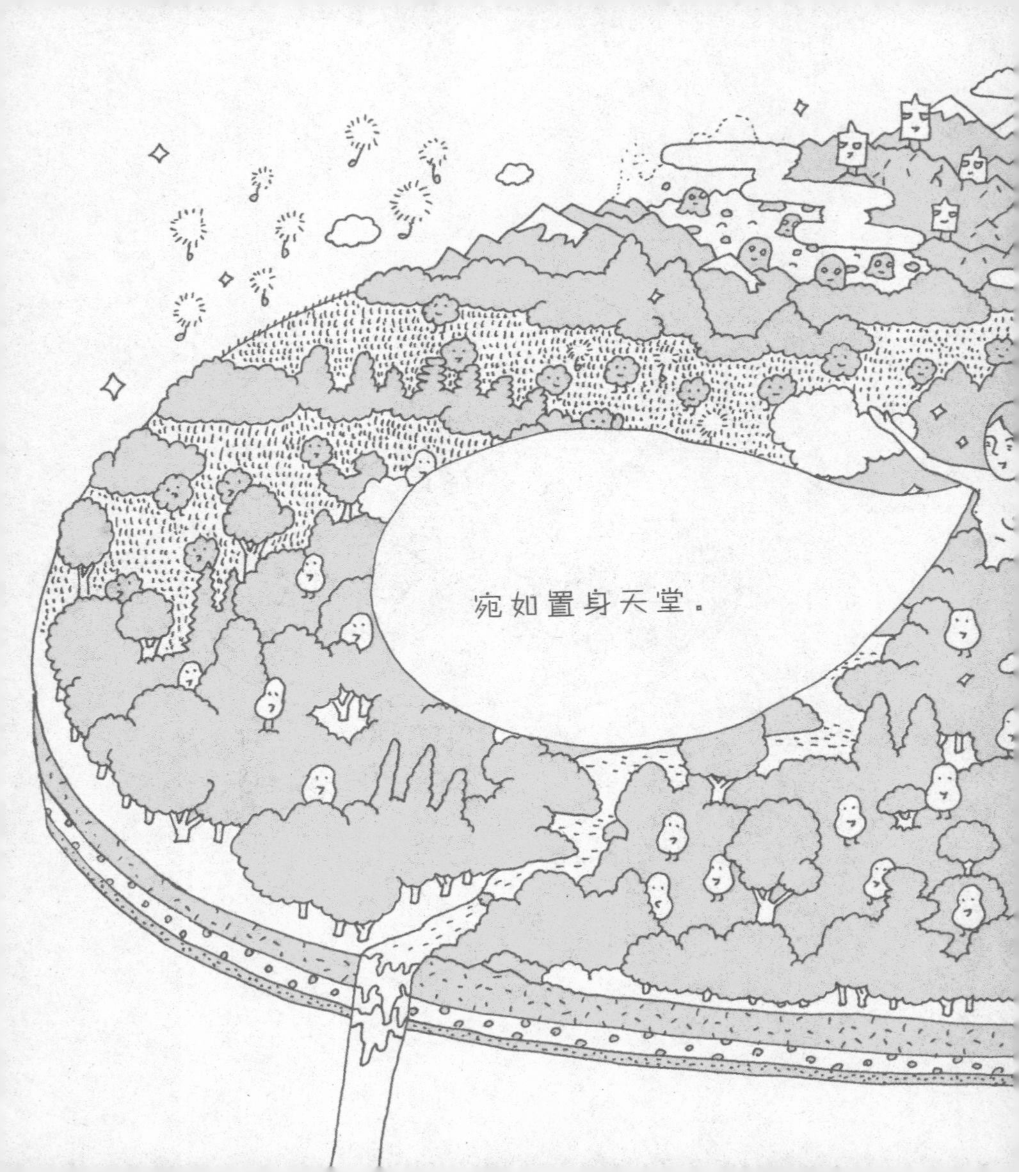
宛如置身天堂。

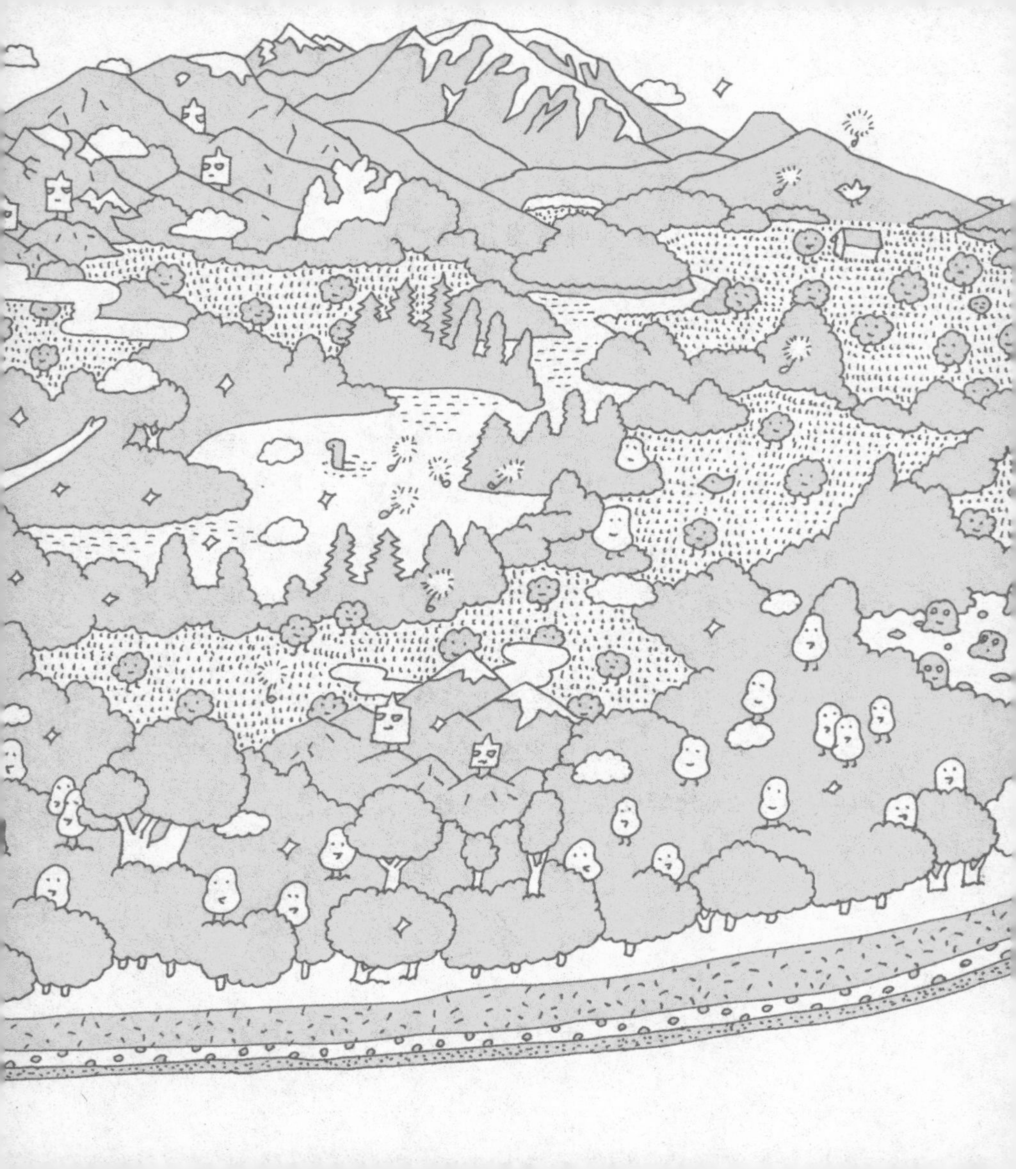

便便是身体发出的“讯息”

最近受异位性皮肤炎或气喘所苦的孩子愈来愈多。每两个新生儿当中，就有一人罹患这样的过敏疾病。如果得知该现象的原因就在于母亲的便便，一定会令许多人感到惊讶，但这却是千真万确的事实。换句话说，孩子的身体状况其实与母亲的便便息息相关。

如果女性生产时，疏于调整肠道环境，让肠道里面存有许多坏菌，如此一来，当婴儿出生的时候，就会受到坏菌的伤害，可能导致婴儿罹患异位性皮肤炎等疾病。

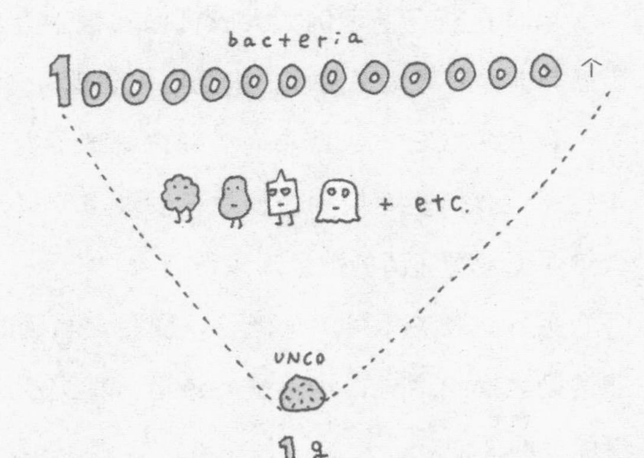

大肠的重要任务是制造便便。在所有的内脏器官中，没有一个部位像大肠一样存在那么多坏菌。正因为如此，大肠制造出来的便便里，囤积了许多坏菌。一克的便便就有接近一兆个坏菌，种类多达五百到上千种。

栖息在大肠内的坏菌数量共有一百兆个以上，而这些坏菌的总重量竟然高达 1.5 千克。这些坏菌在肠道里四处流窜，于是就形成了细菌的“花田”。

在这个花田里有比菲德氏菌与乳酸菌等所谓的好菌，另外也有大肠杆菌，以及威尔斯菌等坏菌。

但是这些坏菌，例如大肠杆菌和维生素合成之后，就能阻挡其他的有害细菌附着在大肠内，防止身体产生疾病。

现在多数日本人都患有“肠内细菌平衡崩坏”，尤其是年轻女性。检验她们的便便后，发现属于好菌的比菲德氏菌数量很少，而坏菌的数量却多得惊人。

另外，肠道年龄严重老化，便便含水量低于60%，硬度非常硬。换句话说，也就是肠道运作能力极度衰弱，无法制造优良的便便。

因此平日一定要多加注意自身的饮食习惯，一旦肠内细菌的平衡状态崩坏，引发大肠癌、大肠息肉、大肠炎等疾病的可能性就会增加。

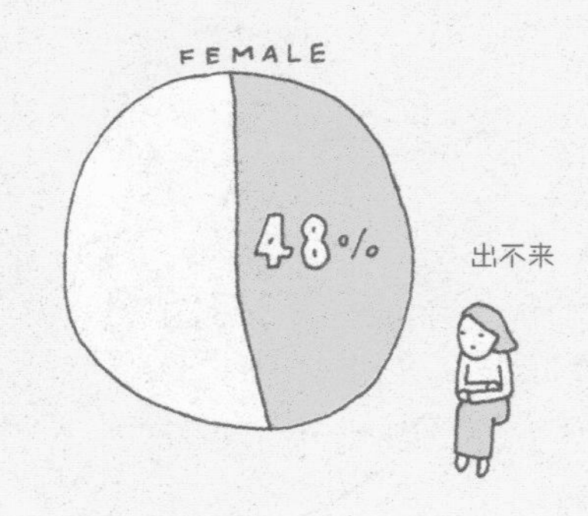

此外，粉刺、肌肤暗沉、过敏等肌肤方面的症状，乍看之下，似乎与肠道状态没有直接关联，其实这些肌肤症状，还有肥胖、肩膀僵硬、动脉硬化以及糖尿病等，都和“肠道内细菌的平衡状态”有关。

据统计，现代有48%的女性为便秘所苦。甚至有数据显示，约有七成的人五天才排便一次。

是什么原因造成这么多女性有便秘的困扰呢？主要原因就是饮食时间不规律、没有定时排便、食用太多零食或面包等无法产生残渣的食品，以及因为减肥过度限制饮食等等因素。

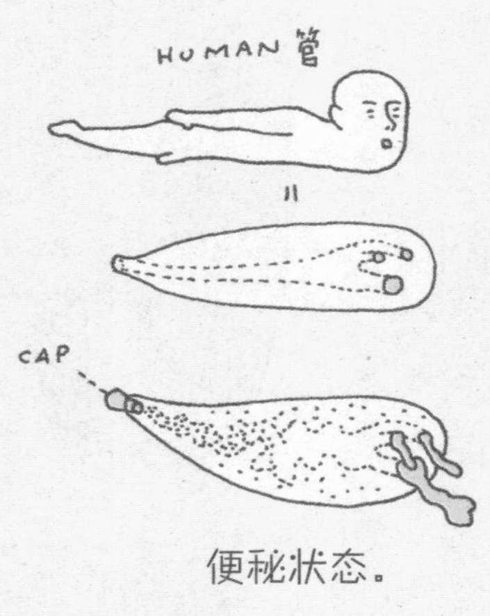

便秘状态。

尤其是因为减肥造成的便秘，在现代女性身上更是相当常见。就年轻女性的健康状况而言，已经被视为非常严重的问题了。

一旦便秘持续下去，肠道内的坏菌数量增多，新陈代谢功能恶化，很容易罹患各种疾病。

为了变美丽减肥瘦身，但到头来却伤害了健康，反而失去了原来的目的。

相反地，在男性方面，有非常多的人为腹泻所扰。一紧张就会腹泻，饮用少许啤酒后，症状却更为加重。在壮年期男性当中，每十人就有一人罹患此种“过敏性肠道症候群”。

因为在车站常看见男性往车站洗手间飞奔，因此又称为“各车站停车症候群”。压力也是这个疾病产生的原因之一，所以抒发减缓自己的压力，是正确又必要的做法。

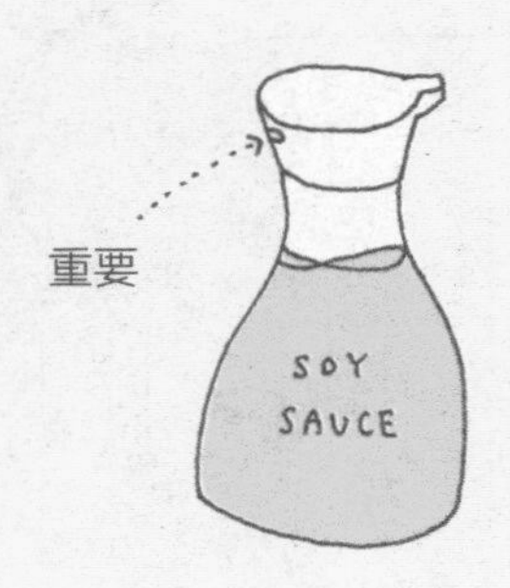

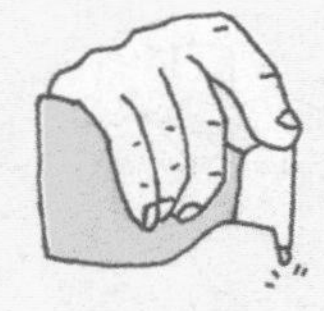

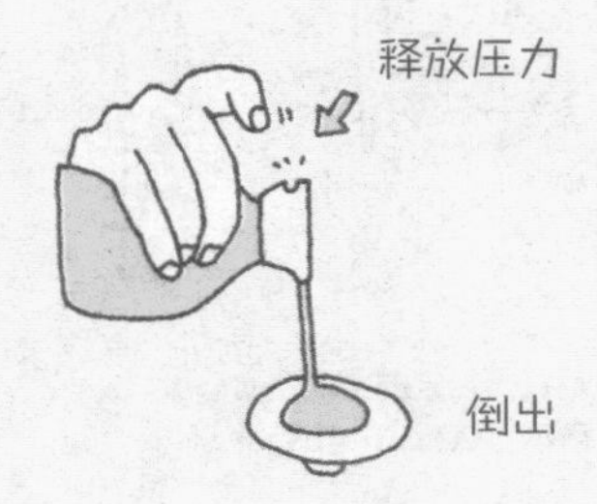

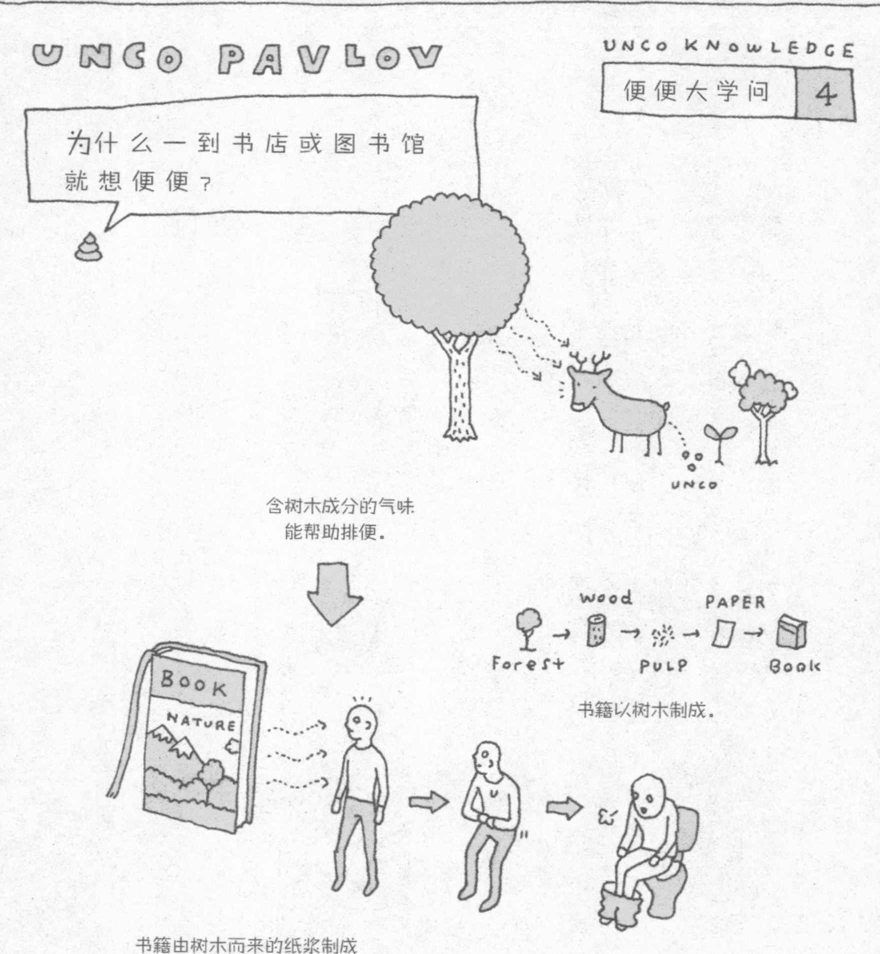
UNCO PAVLOV
UNCO KNOWLEDGE
便便大学问 4
为什么一到书店或图书馆就想便便？
UNCO
含树木成分的气味
能帮助排便。
wood
PAPER
Forest
PULP
Book
书籍以树木制成。
BOOK
NATURE
书籍由树木而来的纸浆制成
所以书店就像一座森林。

便便
UNCO LIFE
便便生活

便便积在体内无法排出，
别让便便等太久，赶快排出来吧！

虽然“让便便等太久”说起来有点好笑，
但改变饮食，顺利排便，对身体而言却是好处多多。
如果连最基本的饮食生活都做不到，结果可是会让人笑不出来。
虽然有人认为，感冒的发生是为了调整身体的平衡状态，
但如果便便状态不佳，可就完全不一样，这代表身体已发出警讯。

“八成的日本人都有便秘问题”。

如果不能顺利排便，生活也会变得不规律，
最后就会陷入便秘的恶性循环。
此外，腹泻的案例似乎也愈来愈多，
搭乘电车时几乎每一站都要下车，急急忙忙往洗手间跑。
加上多数人都将便便视为私事，
无法对人启齿，因此只有独自担忧，困扰不已。

※ 慢性便秘加上尚未发现自己便秘的人数，
大约有八成日本人有便秘问题。

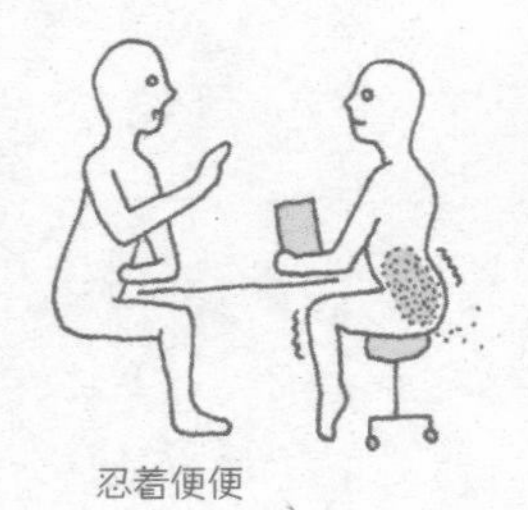

便秘的原因

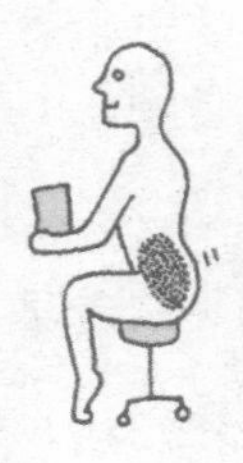

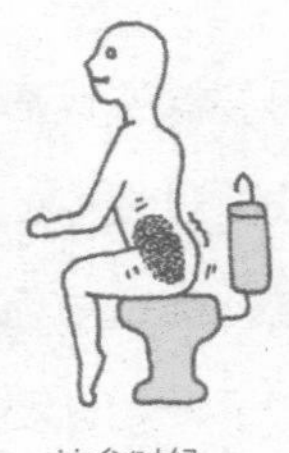

这个时候
却排不出来

各车站停车症候群

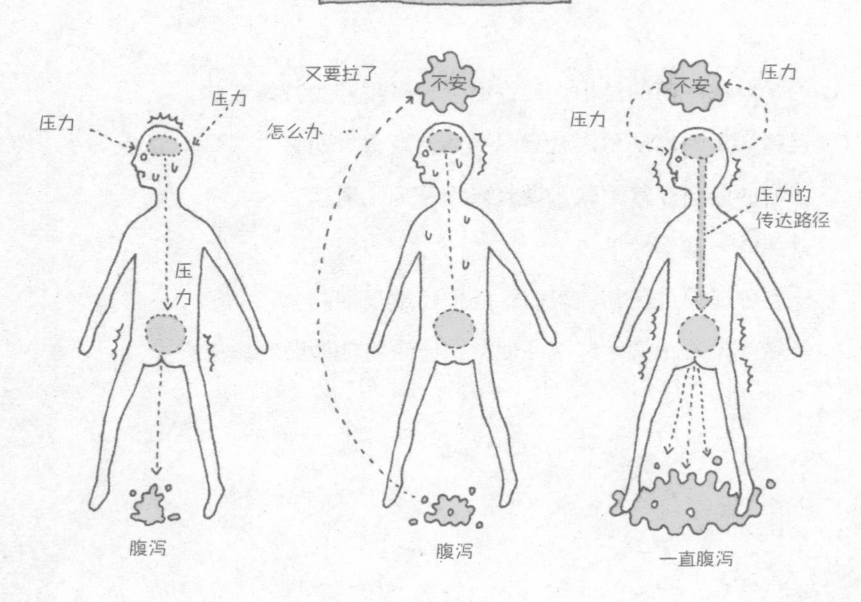

想要制造优质的便便，

就要过规律的生活，以及均衡地摄食。

这些都是显而易见的道理。

一旦开始便秘或腹泻，

就应该将“好好调整体内平衡状态”的金科玉律铭记在心。

“便秘真的很痛苦，腹泻也很心酸”。

为了解决眼前的危机，或许必须暂时用药物减缓症状，

但持续不断地使用，就会对身体造成很大伤害。

我们的肠道非常柔软，调整好细菌的平衡状态，

就能够一直保持下去。

一旦养成使用药物的习惯，肠道持续受到刺激，

最后就无法正常地制造便便，也无法将便便顺利排出去。

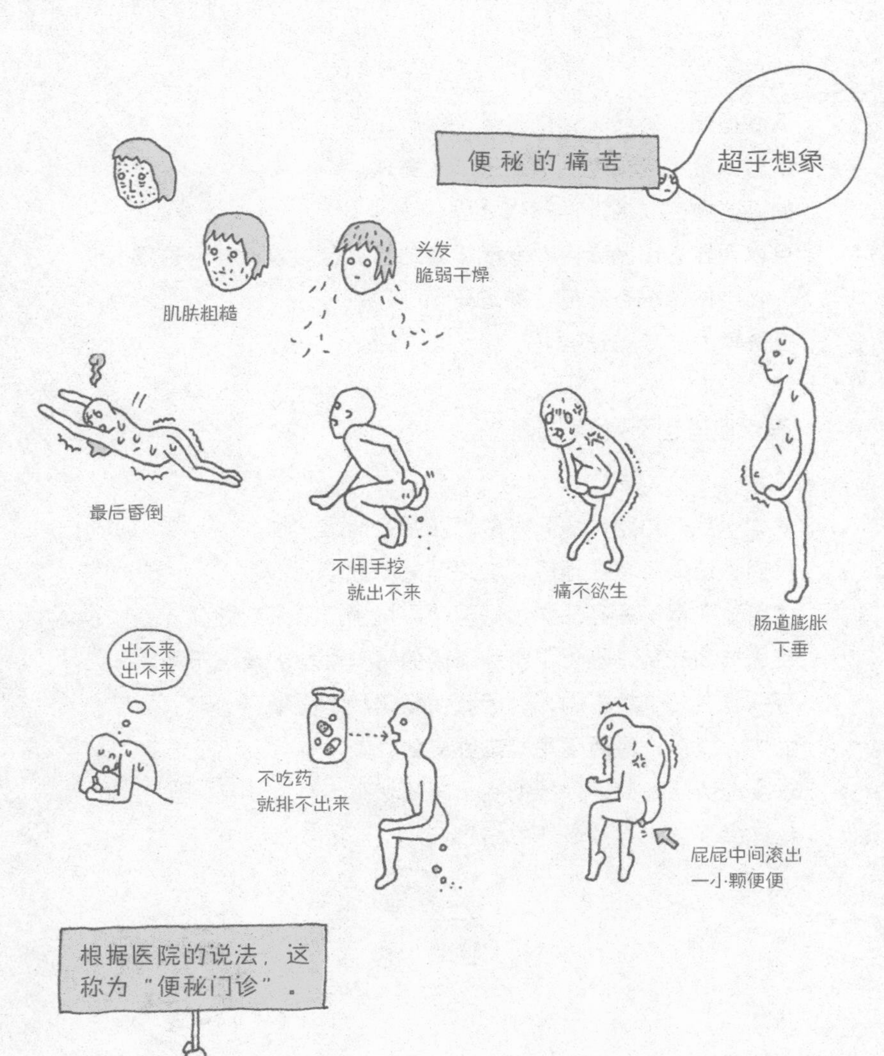

便秘的痛苦
超乎想象
头发
脆弱干燥
肌肤粗糙
最后昏倒
不用手挖
就出不来
痛不欲生
肠道膨胀
下垂
出不来
出不来
不吃药
就排不出来
屁屁中间滚出
一小颗便便
根据医院的说法，这
称为“便秘门诊”。

清除宿便、洗肠、辅助食品……
这些都是将肠道彻底清除干净的方法。
的确，做完肠内洗净疗程之后，
可以明显看出肠道内部变成干净的粉红色，没有任何便便。
但这种做法是否真能让肠道变干净，
在医学上并未被证实。

“有点肮脏也不要紧”。

就如一旦开始整理房间，就无法半途而废一样。
我们将便便隐藏在地底，增建漂亮的大楼，
让街道变得干净亮丽。然后再使用抗菌产品杀死细菌。
使用抗菌产品，是为了将肠道内的每一寸地方清洗干净。
可是也有愈来愈多的人，因此使肠胃状态变糟，
抵抗力减弱，最后罹患异位性皮肤炎。
过度地清除细菌，保持彻底干净的状态，
或许会不自觉导致最坏的结果。

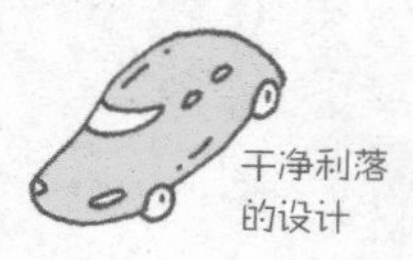

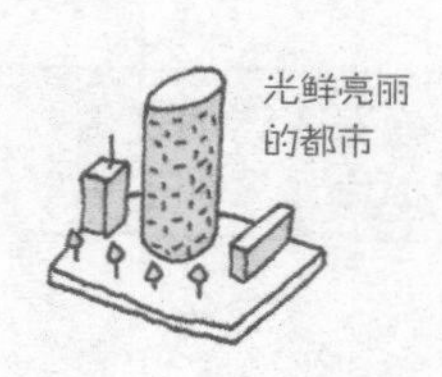

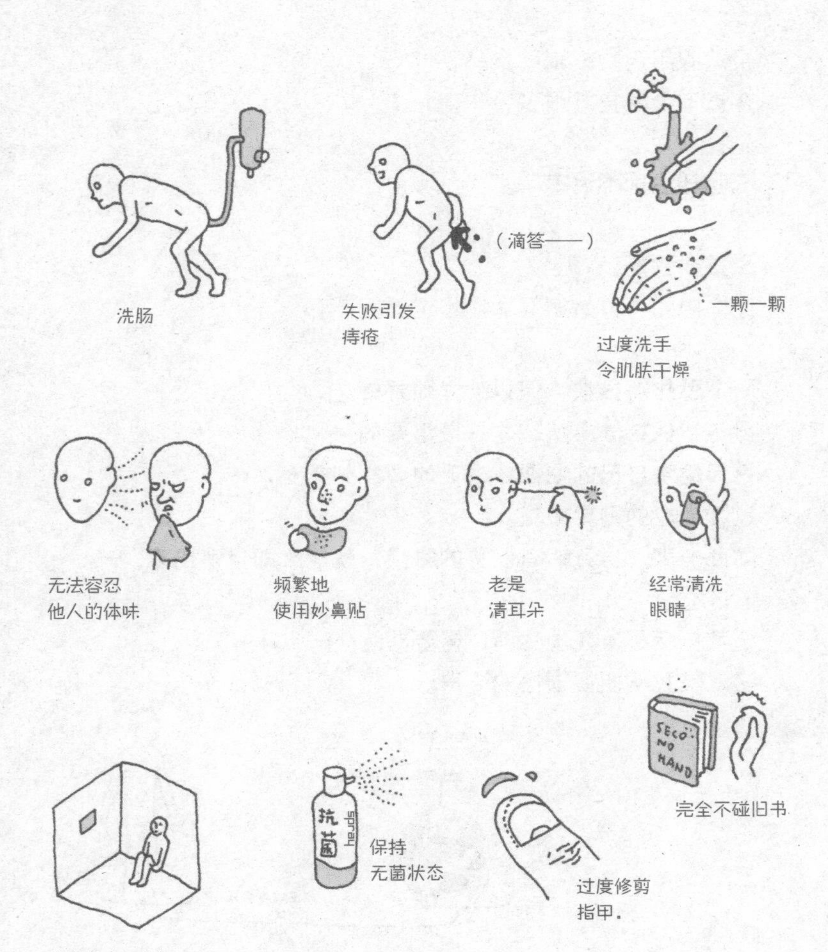
洗肠
（滴答——）
失败引发
痔疮
一颗一颗
过度洗手
令肌肤干燥
无法容忍
他人的体味
频繁地
使用妙鼻贴
老是
清耳朵
经常清洗
眼睛
SECO
ND
HAND
完全不碰旧书
抗
菌
spray
保持
无菌状态
过度修剪
指甲。
待在室内不出门

虽然服用药物或辅助食品，
在当下会感觉好很多，

“但却治标不治本”。

最重要的是，
让体内的“自然循环功能”重新复苏。

肠道恶化得很快，但也会立即好转。
尽可能保持健康状态才是最重要的。
每天检查自己的便便，缺乏的要立刻补充，
过度摄取的则要减量。
如此一来，当身体有便意的时候，就能立即排泄出来。

顺其自然且自在地生活，需要动脑与一点小技巧。
这就是我从便便领悟的心得。

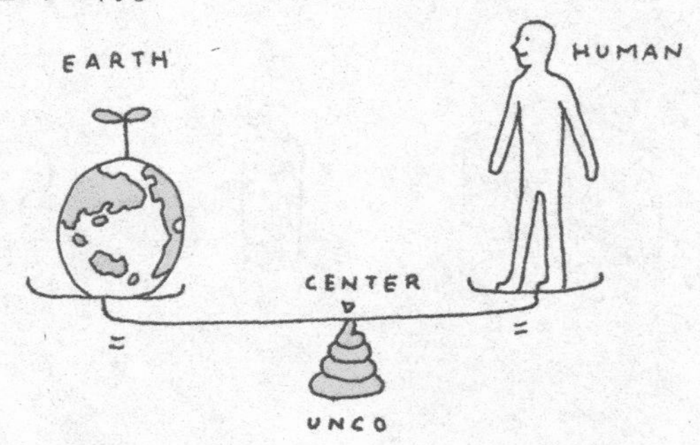

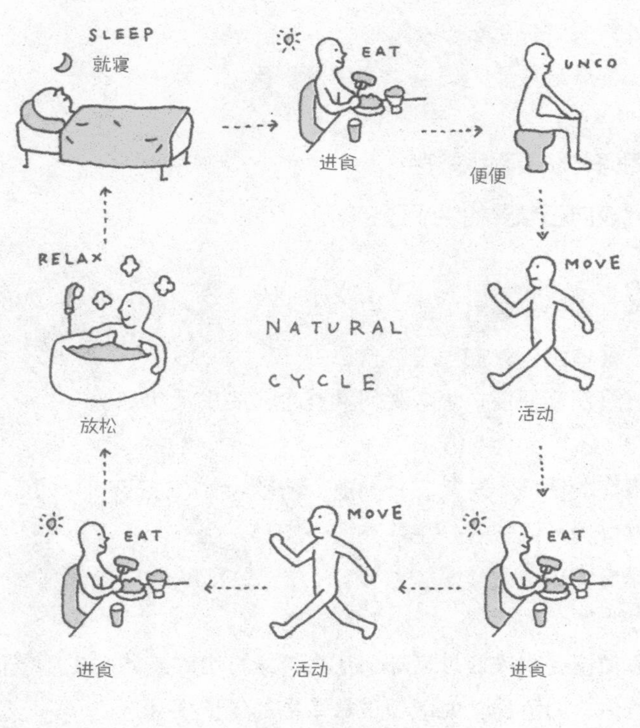

一天彻底排便一次

就OK了！！！

是不是美人？是不是伟人？这都和便便无关。
便便只有好坏之分。
排出优质的便便，证明本身生活规律，人际关系良好。

“如何与便便和平共存，
也代表自己想要的生活形态”。

便便真实地呈现当下的自己。
不重视便便，就如同忽略自己。
请好好观察便便，思考如何调整自己的生活状态。

排出优质便便→生气勃勃→随心所欲→
→好好地品尝三餐→生活充实→安稳入睡→
→排出优质便便

优质便便会带来良性循环，让人持续排出螺旋状的优质便便。
顺着这样的流程，就能够过着幸福的便便生活。

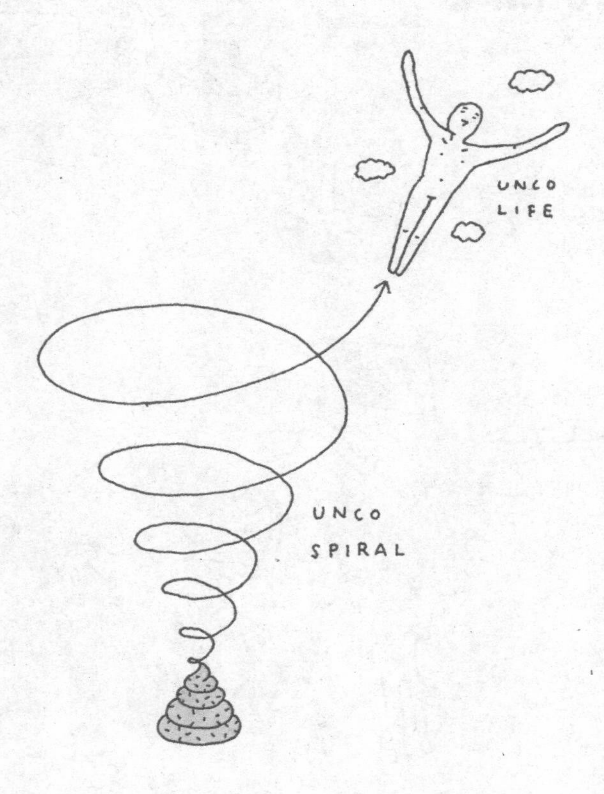
UNCO
LIFE
UNCO
SPIRAL

1 DAY UNCO LIFE

便便的一天

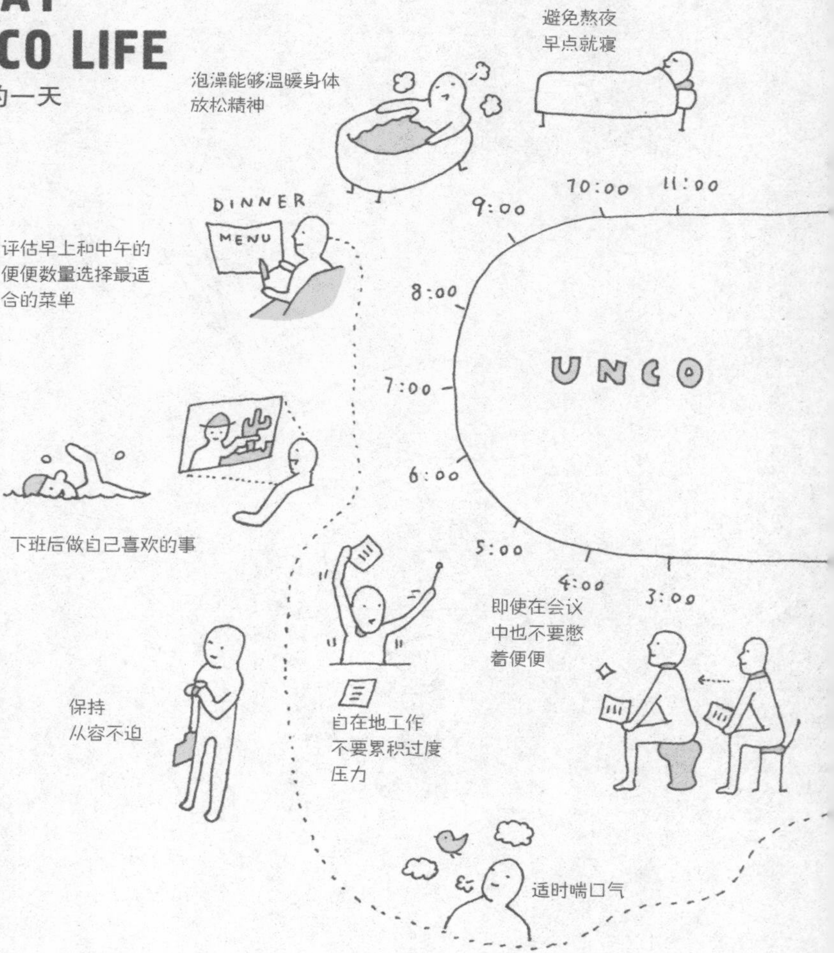

避免熬夜
早点就寝

泡澡能够温暖身体
放松精神

评估早上和中午的
便便数量选择最适
合的菜单

下班后做自己喜欢的事

保持
从容不迫

自在地工作
不要累积过度
压力

即使在会议
中也不要憋
着便便

适时喘口气

DINNER
MENU
UNCO
6:00
7:00
8:00
9:00
10:00
11:00
3:00
4:00
5:00

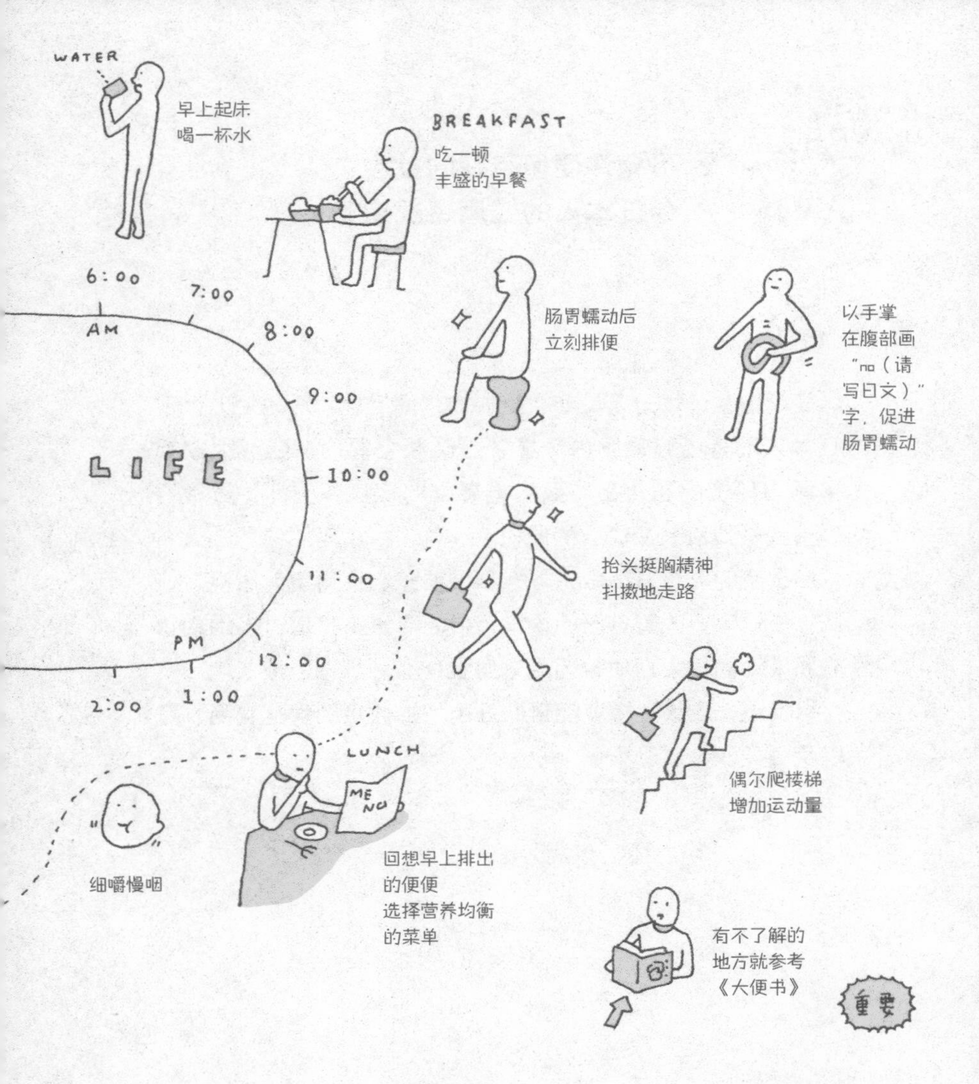
WATER
早上起床
喝一杯水
BREAKFAST
吃一顿
丰盛的早餐
6:00
7:00
AM
8:00
9:00
LIFE
10:00
11:00
PM
12:00
1:00
2:00
肠胃蠕动后
立刻排便
以手掌
在腹部画
“の（请
写日文）”
字，促进
肠胃蠕动
抬头挺胸精神
抖擞地走路
偶尔爬楼梯
增加运动量
LUNCH
ME
NU
细嚼慢咽
回想早上排出
的便便
选择营养均衡
的菜单
有不了解的
地方就参考
《大便书》
重要

不允许便便存在的社会令日本人的健康每况愈下

健康地度过每一天是非常重要的生活目标。对免疫力低下的日本人而言，整顿肠内环境便是至关重要的课题。大家都知道肠内环境的恶化会导致各式各样的疾病。因此，最重要的事情就是如何制造优质的便便。

那么我们应该怎么做，才能和便便一起变得更健康呢?

首先一定要改善自己的饮食习惯。尽量不摄取过多的动物性脂肪或动物性蛋白质，因为这些食物有利坏菌的成长。

相反地，应该多摄取能帮助好菌增加数量的发酵食品、蔬菜以及鱼类。

总之必须积极地摄取富含纤维质的食物，请牢牢记住这点。

富含大量纤维的食物有以下几种：芋头类、豆类、五谷类、蔬菜、蕈类、海藻类、干货类、果仁类以及水果类等等。这些食物当中所含的纤维质，吸收水分膨胀以后，形成了便便的骨架。

健康的身体能够快速地排便，快速排便意味排出大量的便便。为了让所有的便便顺利排出体外，就必须摄取足够的纤维。

男性一天应该排出的便便数量至少要达到300克，女性也必须达到200克以上。便便的颜色以黄色系最优。

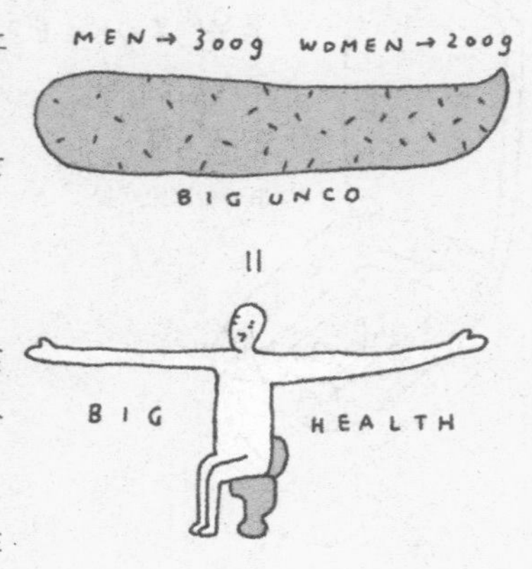

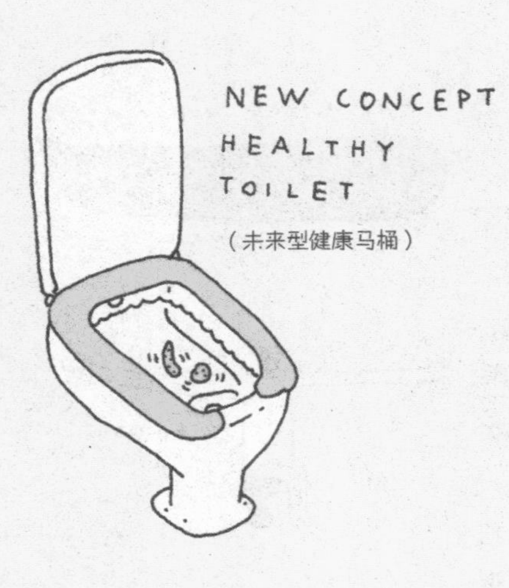

如果是黑色的便便，则代表食道、十二指肠、小肠等地方有出血的可能性。灰色的便便，则表示有胆结石或脾脏病变产生。当婴儿排出绿色便便，则是因为细菌令胆汁色素酸化。

每个人都必须知道自己的便便颜色，因为并非所有异常的颜色都是由疾病引起。例如过度食用肉类或巧克力的人，也会排出黑褐色的便便。如果便秘的情况愈来愈严重，便便颜色也会偏黑。另外，服用药物也会使便便颜色产生变化。

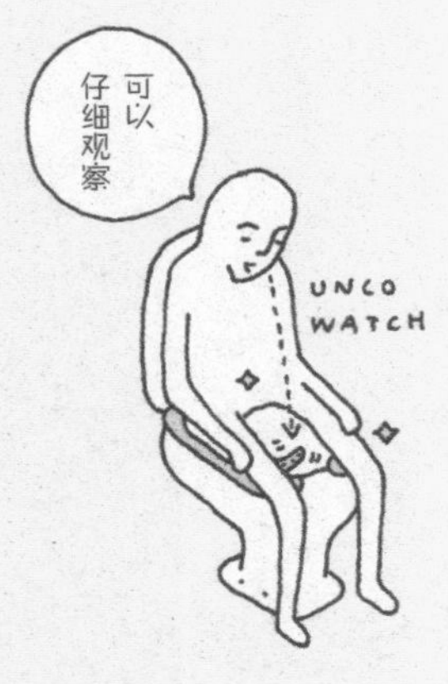

由此可见，为了持续拥有健康的生活，就必须每天和自己的便便“面对面接触”。但事实上，小孩子在学校便便，反而会被揶揄嘲笑，甚至被欺负。大人也会掩饰自己便便的行为，甚至装出一副“没去厕所便便”的神情。

现代的日本人将便便视为“肮脏的东西”，对便便相当排斥，逐渐演变成“无法容许肮脏东西存在的社会”。

我们拼命追求一个“光鲜整洁的社会”，但却没发现这样的社会，其实污染了整个地球环境。

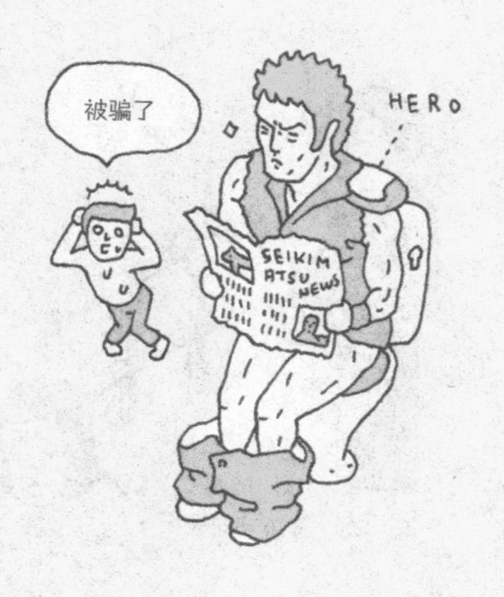

一直以来，我都主张“过度清洁会导致过敏性疾病增加”的观念。“光鲜整洁的社会”会导致异位性皮肤炎或气喘等过敏性疾病这个观念，现在已经是全球公认的事实。

这样的社会除了会导致异位性皮肤炎或气喘等讨厌的疾病，还会降低我们的感性与热情，精神上变得脆弱，最后引发“超清洁症候群”“恐慌症”或“自臭症”等精神疾病。

没打扫
干净.
意志消沉
一尘不染
观念依
然牢不可破

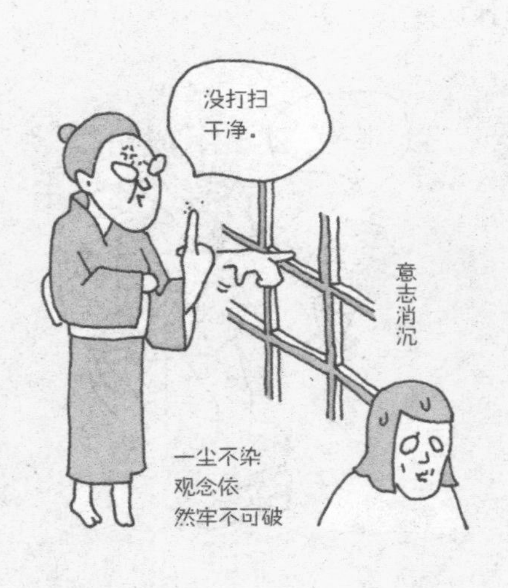

我每年都会去一趟印度尼西亚的加里曼丹岛，加里曼丹的居民在有便便流动的河川上生活。那里没有人罹患异位性皮肤炎或气喘，也没有精神衰弱的年轻人。在加里曼丹岛，“异味”完全不会造成任何问题，更没有人想过“老头子的臭油味”是什么东西。这个岛上的居民非常重视老年人和病人。

我在加里曼丹岛的时候，在突出于河川表面的厕所内便便。那时我突然感觉肛门有种温热感，原来是当地称为“IKAN BUBUSU”，一种类似鲶鱼的鱼类正在做它的例行工作。因为这种鱼最喜欢吃人类的便便。我在加里曼丹岛的时候，时常观察自己的便便。如果不让便便健康一点，就好像对不起鱼一样。

DREAM of UNCO

UNCO KNOWLEDGE

便便大学问 5

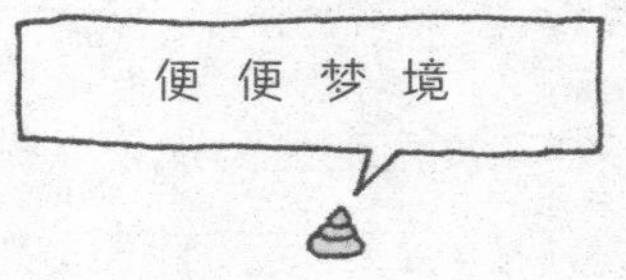

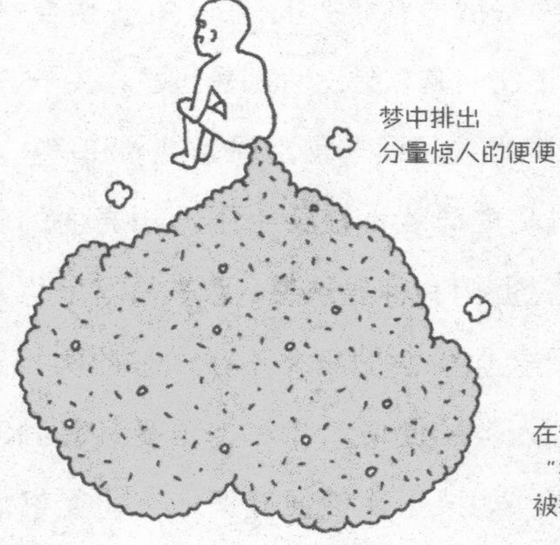

梦中排出
分量惊人的便便

在梦境占卜中
“排便”通常
被视为吉祥的梦

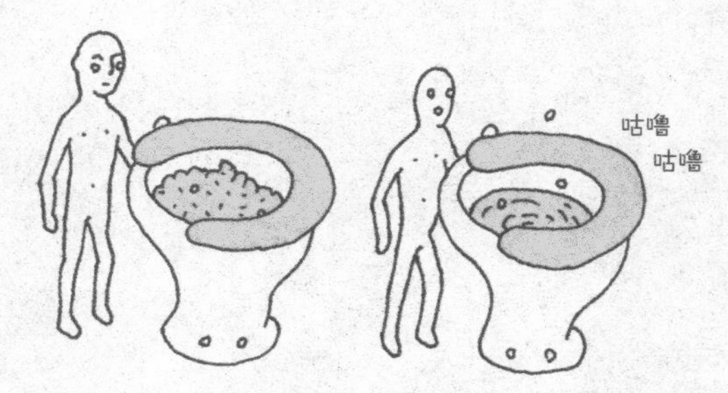

一堆便便流动的梦境

便便
UNCO COLOR CHART

便便色表

COLOR OF UNCO

大家都认为便便是咖啡色的，
但事实并非如此。
便便的形状和质感固然非常重要，
颜色也同样不可忽略。
以下将各种颜色的便便与当时的身体状态做成图表。

UNCO COLOR CHART 01

BLOODY STOOL
血便

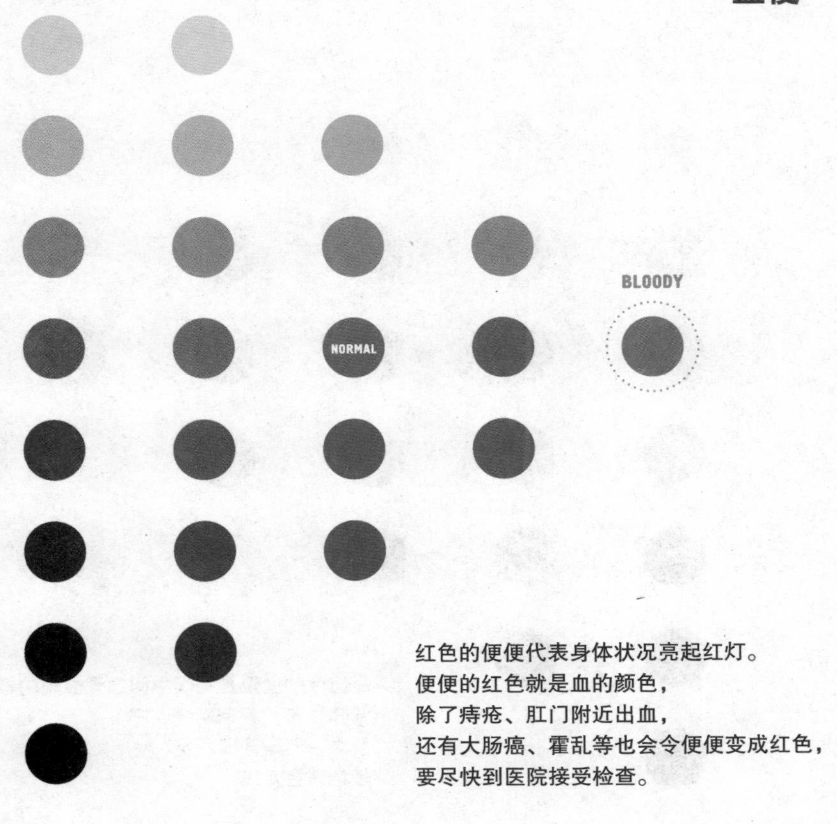

红色的便便代表身体状况亮起红灯。
便便的红色就是血的颜色，
除了痔疮、肛门附近出血，
还有大肠癌、霍乱等也会令便便变成红色，
要尽快到医院接受检查。

UNCO COLOR CHART 02

HEALTHY STOOL
健康

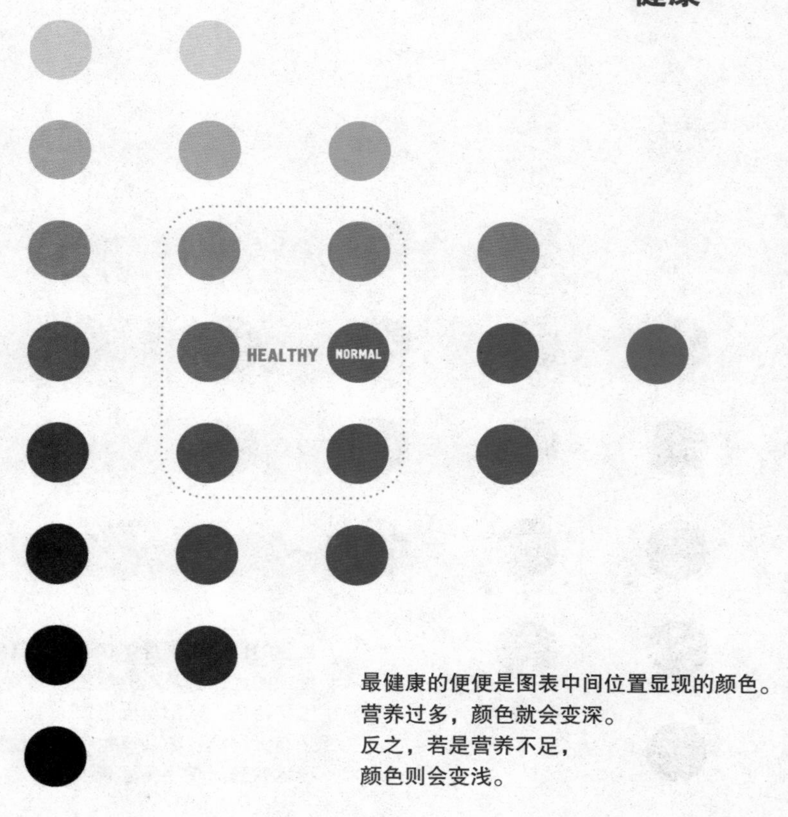

最健康的便便是图表中间位置显现的颜色。
营养过多，颜色就会变深。
反之，若是营养不足，
颜色则会变浅。

UNCO COLOR CHART 03

CONSTIPATION
便秘

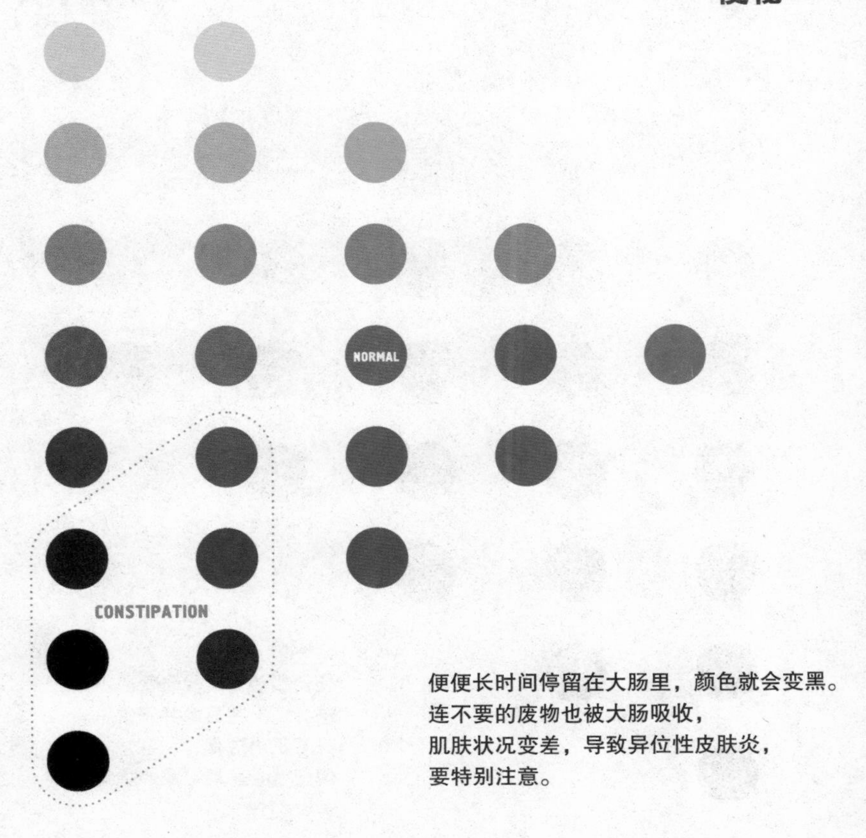

便便长时间停留在大肠里，颜色就会变黑。
连不要的废物也被大肠吸收，
肌肤状况变差，导致异位性皮肤炎，
要特别注意。

UNCO COLOR CHART 04

INANITION STOOL
营养不良

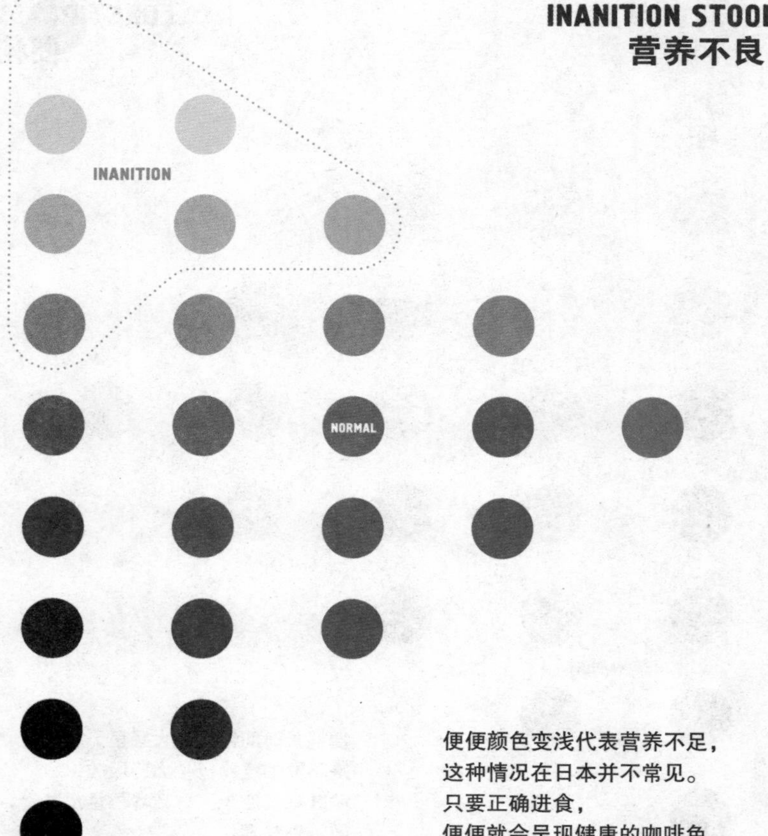

便便颜色变浅代表营养不足，
这种情况在日本并不常见。
只要正确进食，
便便就会呈现健康的咖啡色。

UNCO COLOR CHART 05

VARIETY OF SICKNESS
生病的便便

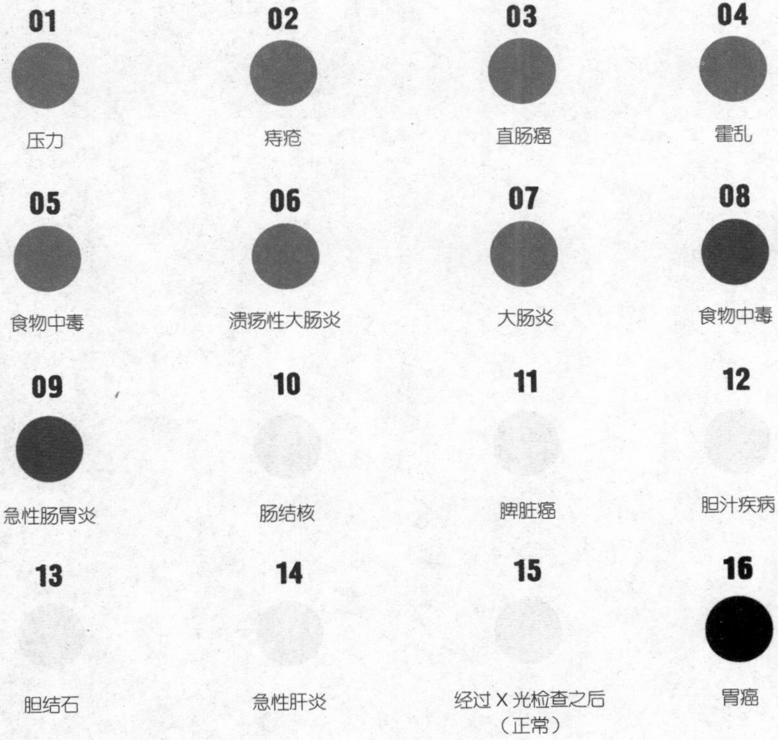

01	02	03	04
压力	痔疮	直肠癌	霍乱
05	**06**	**07**	**08**
食物中毒	溃疡性大肠炎	大肠炎	食物中毒
09	**10**	**11**	**12**
急性肠胃炎	肠结核	脾脏癌	胆汁疾病
13	**14**	**15**	**16**
胆结石	急性肝炎	经过 X 光检查之后（正常）	胃癌

A POSTSCRIPT

后 记

后 记

韩流席卷全日本，有一则温馨动人的韩国童话，告诉我们重视便便的重要。

韩国童话《小狗的便便》中的主角，是狗狗小白的便便。便便永远又脏又臭，受到众人轻视。当便便难过地认为自己一无是处的时候，有一个声音传来，问它想不想当蒲公英的肥料。然后有一天下起了雨，便便被雨水溶化，渗透到土壤里，成功地让蒲公英绽放出娇小迷人的花朵。

在秋高气爽的午后，我一边阅读这篇童话，心情也随着愉快起来，这时我听到敲门声，随后两个年轻人走进我的研究室。一位是现今非常活跃的插画家寄藤文平先生，另一位是实业之日本社的太田真弓小姐。

他们两人都非常喜欢便便，尤其对寄藤先生而言，我算是让他领悟描绘便便乐趣的恩师。寄藤先生还经常从便便中了解最真实的自己。

太田小姐虽然是个美女，但即使吃饭的时候，仍然滔滔不绝地谈论“便便与美容”“便便与均衡营养”等话题。

大家都知道我非常珍惜、爱护寄生虫，甚至还将它们养在肚子里面。现在我不只喜爱寄生虫，也爱惜便便与尿液，甚至有人为我取了个“便便博士”的绰号。

这样子的三个人集合在一起，会做些什么事，大家应该不难想象。我们一直谈论便便，说得口沫横飞，直到半夜还不停止。

寄藤先生说“如果不从便便思考，就无法看见真正的环境保护之道”；太田小姐认为“便便的状态不佳，营养失衡，就无法成为美女”。而我老实地说出心中真正的想法，“就是因为光鲜整洁的社会将便便视为肮脏的东西，非常忌讳，才害了现在的日本人”。

接下来好几天我们持续谈论这个话题，连一刚开始最热中的我，也开始对一成不变的便便话题有些厌倦。但是那两个年轻人却不同，他们似乎愈聊愈起劲。我被他们的热情深深感动。

和他们两人相比，我在其他日本年轻人身上却看不到这股热情。愈来愈多的年轻人成为寄生单身族、隐居族，以及无业游民。这些年轻人的共同点就是“无法自立”。

我认为现在年轻人无法自立的原因，出于“汲取式厕所”的消失。过去当小孩子还不能自己如厕时，会请哥哥姐姐帮忙。等到差不多三四岁，终于学会自己上厕所。只要别人说：“你自己可以做得到。”就会一个人上厕所。

两只小腿张开跨坐在便器上，坐不好还会掉下去。就是因为不想掉进便便堆，所以从前的小孩子都在汲取式厕所里学到“自立的第一步”。

今日已经普遍使用冲水马桶，所以现在的小孩即使长大了还是无法完全自立。

就像寄藤先生也提过的：现在会检查自己便便的人已经寥寥无几。日本人必须多多了解自己的便便。我发现最近有愈来愈多日本人，明明就是去便便，出来却装出一副“不是去便便”的神情，垃圾问题也一样。自己已经露出马脚，却还浑然不觉。

回想过去，我的成长是由“便便”所串联起来的。还是婴儿的时候，只要一便便，母亲会立即过来处理。便便愈多，也就更加拉近和母亲之间的距离。

小时候食欲很旺盛，母亲知道我排出众多便便的时候，总是很开心。对小孩子而言，便便是一件快乐的事情。

人类所谓的自立，并不是指不排便，而是学会一个人便便。

2005 年春

东京医科齿科大学国际环境寄生虫病学研究室

藤田纮一郎

虽然在学校画图时，大都描绘树木与花草，但我抵达学校的第一件事，就是画出自己的便便。将我所细心描绘的花草画拿给某人看时，对方大多只是冷漠地看一眼，一边赞美道："喔，画得很好。"如果仔细观察后发现我所细心描绘的是自己的便便，那该如何是好？小时候，我就曾经做过这种事。当那些老婆婆们看着我的画说："这是什么？"的时候，我发现她们比以前看花草画时还要认真十倍，我非常开心，笑得很开怀。

在学校里画出便便，然后贴在教室里，是一件很好玩的事。但事实上，如果画图时画的是便便，老师一定会发怒。虽然告诉孩子们"画自己喜欢的东西"，但孩子们还是知道有哪些东西是绝对不能画的。其实画出便便并不会困扰到其他人，但等到大家发现这一点的时候，便便早已经变成不可谈论的禁忌话题。

撰写这本书时，曾经梦到自己将便便当作羊羹吃下去，而且是咸咸的味道。对我来说，便便一直非常有趣。只要发现白纸，我就会在上面画出便便。我是喜欢便便这个东西，还是喜欢画便便，两者间的差别很难界定，但至少我没把便便当作禁忌话题，制作一本让人愉快阅读，并了解便便的书，一直是我的愿望。

不论毫无根据或不知所云的问题，藤田老师一概亲切微笑，并仔细回答。阅读藤田老师的专栏后，我更深切地感受到各种事物隐含的寓意。原本隐约知道便便存在的重要，但没想到涵义比我所认知的更复杂、更根深蒂固。把教授的书或说过的话用图画表达，虽然有些困难，但还是画得非常愉快。现在书已经完成，我非常感动，当时紧握住老师的手，几乎忍不住泪水。另外，还有对当时毫无进展的制作作业依然抱持强大耐心的实业之日本社的太田小姐，提供我们非常多的参考数据、帮助以及关心。如果要举出完成这本书的最大功臣，那么绝对非太田小姐莫属。

感谢宣传冈本欣也，以及埋首繁重插画设计的坂野达也。

真的非常谢谢大家。

2005 年春

寄藤文平

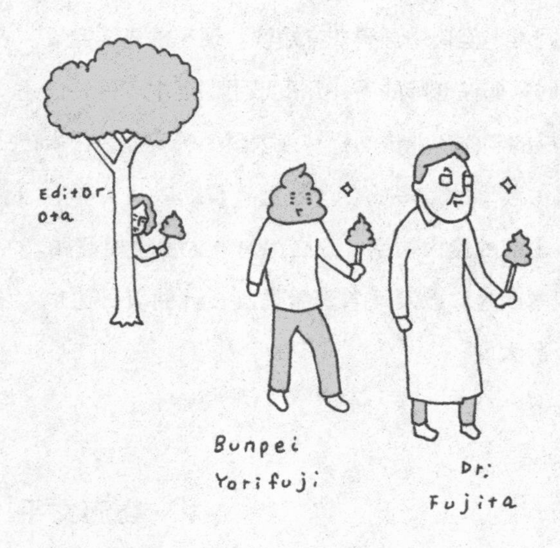
Editor
Ota
Bunpei
Yorifuji
Dr.
Fujita

附录：读者评论

吉娃娃：幽默风趣“大便书”

当初是我同学拿给我看的，一看到这个名字就被深深地吸了过去。这本书的书名就叫“大便书”。内容很有趣，而且也有一些不可缺乏的小知识，比较偏向绘本吧……里面的图都很幽默风趣唷！！非常的新颖唷！！强力推荐。

Join Alice and Her Wonderland：一定了解你的便便

在诚品意外翻到的一本书，作者看便便的角度果然和我们不一样。除了可以学习要如何大出健康的便便之外，每个人每个国家一年产出的便便量也是有研究的。

就连日本棒球队的教练也会根据便便下沉 or 浮起来的情况来判断救援投手。

而且作者借由插图的方式，让大家更了解便便噢！

非常建议大家去书店翻翻，对这方面有兴趣的朋友一定要买来看看！

诚品网络书店：趣味"便便书"

你知道粪便可以做成洗面奶、药品、发电，甚至冲出一杯顶级咖啡吗？专攻寄生虫学、感染免疫病学，有"蛔虫博士"之美誉的藤田纮一郎以轻松幽默的方式畅谈粪便的种类、颜色、形状与正确的排便方式。除了卫生保健与趣味知识，藤田更以许多例证说明粪便是生命循环的重要功臣，扭转"粪便 = 不洁"的偏见，加上极富童趣的插画，让全书增色许多。

xiaoqing：愈"便"愈美丽

我买了一本很 BT 的书，书名《大便书》。

里面的宣传语如下：

迈向优质便便的幸福生活

"便便畅通"是人生至高享受。

了解便便就是了解你的身体，千呼万唤屎出来的大便书。

里面真的是介绍怎么样的便便是好便便哦~~

orangealie | 10/05/2007: 便便的奇怪知识

这本书是日本插画家寄藤文平与“寄生虫博士”藤田纮一郎所合力创作的小书，是以大量的图文来介绍各种关于“大便”的知识，一路从大便的形成到大便的分解都有详细的图文解释。寄藤文平先生幽默风趣的图文让人忘却这本书所探讨的主题是“排泄物”这回事，让人忘记害羞并认真看待“大便”这个主题。

看完这本书，我深深地觉得任何东西都有它的大学问！就算是即将要离开自己的人体排泄物之一“大便”，也不例外。这本书中最让我印象深刻的就是每个章节中的趣味小知识单元，在这个小单元里作者会把他所收集的各种奇奇怪怪的小知识画成图，并辅以文章，让读者马上就吸收到新东西。其中我觉得最有趣的一篇就是：“排便的姿势——坐在马桶上，背部挺直，两腿稍微分开，两手轻握拳放在膝盖上，下巴稍稍往上扬，双眼正视前方，心中想象着温暖的阳光普照大地，蓝蓝的天上飘着几朵悠闲的白云……然后，便便畅通无阻地溜进马桶……”哈哈，太有意思了。

因此，我把这本《大便书》推荐给想要知道关于便便的奇怪知识与想要借由便便了解自己身体状况的好奇人们。

鲁比的艺界人生：健康密码便便书

大便书，不是指烂书，也不是大便时看的书，

是书名就叫做 ——《大便书》。

前几天在某部落格看到介绍这本书，觉得挺新奇，便上网搜寻这本书，

结果发现很多人都推荐“应该人手一本”，

看了一些内容介绍，真是精彩，这个是我看到写得比较精辟的。

隔天就去书店买了这本书，回家后一口气看完，真是本有趣的书啊……

而且一边看一边觉得自己好可怜……

因为最近胃痛的状况越来越频繁，

对照自己的状况，看到书里写着：

“这种状况是身体过于疲劳所引起，不要过于勉强，好好休息一下吧”；

“压力过大，生活不规律，导致工厂出现疲态，极不稳定”。

唉……真是一语道破啊……

书里还提出建议改善的方法，非常好。

乳业时报 .htm: 你的便便健康吗?

讲到马桶，就不能不说说马桶的填充物——粪便。绝对佩服日本人的认真状态，任何一个看似无从谈起的话题，都可以被日本人说得津津有味，就比如把人人可以弃之如敝屣的“屎”做成了一本异常精美的畅销书《大便书》，而且居然还卖得挺贵。

这本书是日本著名的寄生虫博士藤田纮一郎撰文解说，寄藤文平做的插画，内容包“屎”万象，比如怎么画便便，什么颜色和质地便便才是最健康的，以及如何是正确的拉屎姿势等等。插图尤其搞笑，寄藤文平居然画出了各种大便是怎么被我们的人体（工厂）所制造出来，不健康的大便的人体（工厂）是在哪段出了问题……

书中还有一些你连想都没想到过的事情，比如香蕉型便便是最完美的，还有人一到书店或者图书馆就想便便，是因为书籍里那些含树木成分的气味能够帮助排便。

心灵小憩的艺文与科技生活园地：饮食、便便与健康的关系

自从终于意识到我的肠胃状况好像有警讯了之后，我渐渐养成多看一眼自己的便便的习惯，我相信便便是重要指标，但是便便的形态到底指出什么问题？这真是难以启齿的疑问，而且应该没有人想跟我讨论吧。很高兴这本画文书（不是图文）的出版，解开我许多疑惑，虽然这本书仍不脱离许多日本书籍夸张的描述手法（例如有一页把便便比喻成小孩），不过还好，还没到整本书都在危言耸听的程度。如果你也想了解饮食、便便与健康的关系，请看这本有趣的书。

金石堂读者书评：心花怒放“便便书”

一头栽进书堆中乍看之下好像是来恶搞的一本书， 但其实它一点也不KUSO喔！ 《大便书》用非常理性的角度来分析便便， 很严肃地探讨便便， 并且细心地提醒读者重视便便的健康， 就是这种看似KUSO的正经， 再加上插画的可爱，让我超爱这本书， 我还没去买来看， 但光是看了几页内页就让我笑翻天了！ 真的很特别耶～大便的姿势、颜色等都好复杂喔!! 大便居然也是一种哲学艺术～心花怒放。本书的问世，打破以往一般人对于这个话题总是闭口不谈，认为很不文雅的观念。书中详细图文解说，有趣又具常识性，简单、清楚易懂，非常适合大朋友、小朋友阅读的。从排泄物中可以了解到身体状况是不是健康的，身体如有些警讯可以从中看出端倪，让自己早一步发现问题，改善、处理。还有哪些因素会造成排便异常，书中都会有详细说明。这本书是之前我在书店的一个角落发现的，刚看时我马上就对它爱不释手，我当下坐在书店地上一直看一直狂笑，整个书店的人应该觉得来了一个神经病吧，怎说呢？（ㄎㄎ）此书不但图形超级爆笑，文字上的叙述也堪称一绝。大家不要认为大朗朗地说大便是很不雅的，可知便便不只反映出人体健康，也反映人体面相喔！大家知不知道——以趣味的角度去了解平时不屑一提的便便，还有图解不同类型的便便的制作流程哩。

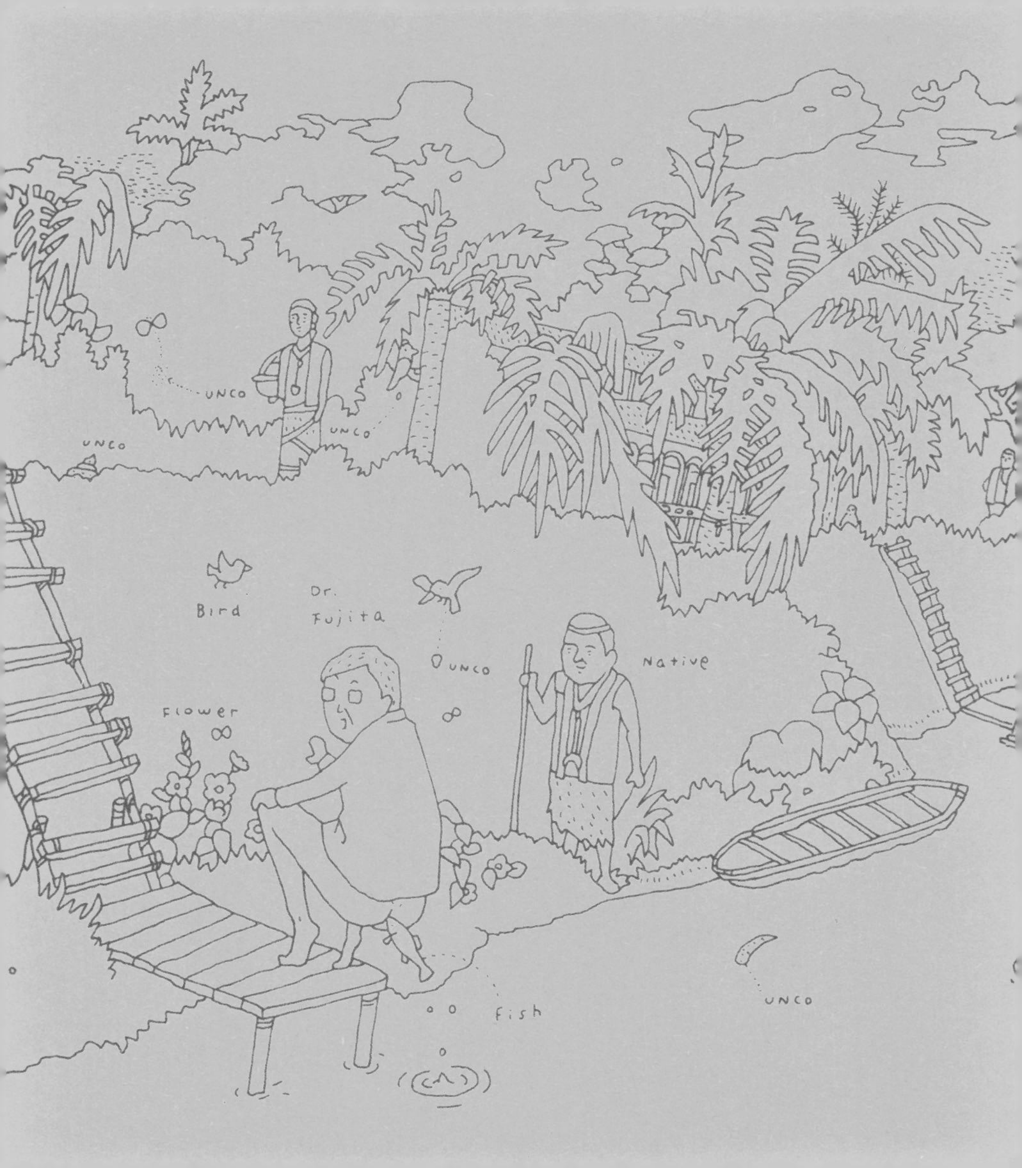
UNCO
UNCO
UNCO
Bird
Dr.
Fujita
UNCO
Native
Flower
Fish
UNCO